Tu dolor de espalda tiene solución (si sabes cómo)

Tu dolor de espalda tiene solución (si sabes cómo)

Aprende cómo eliminar el dolor
y no sólo calmar los síntomas

JUANMA ORTEGA

Planeta

Obra editada en colaboración con Editorial Planeta – España

© 2025, Juanma Ortega

Composición: Realización Planeta

© 2025, Centro de Libros PAPF, SLU. – Barcelona, España

Derechos reservados

© 2025, Editorial Planeta Mexicana, S.A. de C.V.
Bajo el sello editorial PLANETA M.R.
Avenida Presidente Masarik núm. 111,
Piso 2, Polanco V Sección, Miguel Hidalgo
C.P. 11560, Ciudad de México
www.planetadelibros.com.mx

Primera edición impresa en España: enero de 2025
ISBN: 978-84-1344-380-5

Primera edición impresa en México: septiembre de 2025
ISBN: 978-607-39-3083-3

Impreso en los talleres de Impregráfica Digital, S.A. de C.V.
Av. Coyoacán 100-D, Valle Norte, Benito Juárez
Ciudad De Mexico, C.P. 03103
Impreso en México - *Printed in Mexico*

Mantener el cuerpo saludable es una obligación... De lo contrario, no podemos mantener nuestra mente fuerte y clara.

BUDA

En su condición normal, el niño no necesita el estímulo artificial del ejercicio. Es el hecho de vivir en un contexto artificial lo que supone que haya que guiarle en busca del control consciente de su cuerpo para, a partir de ahí, transformarlo en hábitos para convertirlos en rutinas inconscientes.

JOSEPH PILATES

Sumario

Introducción 13

1. Aprendiendo sobre la espalda y las posibles
causas de dolor 21
  1.1. La columna vertebral: consideraciones
     básicas 22
  1.2. Dolencias más habituales que tu médico
     te diagnosticará o que escucharás
     habitualmente a tu fisioterapeuta 26
  1.3. Lesiones más habituales 29
     1.3.1. Hernia discal 29
     1.3.2. Protrusión discal.................. 32
     1.3.3. Hernia discal extruida 33
     1.3.4. Rotura anular del disco 33
     1.3.5. Espondilolistesis.................. 34
     1.3.6. Radiculopatía 35
     1.3.7. Osteofito y disco osteofitario......... 36
     1.3.8. Rectificación de la columna vertebral .. 37
     1.3.9. Espondilitis 38
     1.3.10. Espondilosis 38
  1.4. Postura y carga.......................... 41
2. El dolor y tú............................... 45

3. Juguemos a los médicos: aprende a interpretar
   qué te dice tu cuerpo cuando le preguntas 69
   3.1. Tipos de dolor........................... 71
      3.1.1. Dolor local 71
      3.1.2. Dolor irradiado 72
      3.1.3. Dolor referido 73
   3.2. Dolor lumbar 74
      3.2.1. Hernia discal lumbar................ 75
      3.2.2. Ciática 76
      3.2.3. Estenosis vertebral o raquídea lumbar . 76
      3.2.4. Espondilolistesis................... 77
      3.2.5. Artrosis en vértebras de la columna
          vertebral.......................... 77
      3.2.6. Espondilitis anquilosante 78
   3.3. Dolor cervical 79
      3.3.1. Hernica discal cervical.............. 81
      3.3.2. Cervicobraquialgia.................. 81
      3.3.3. Estenosis cervical o raquídea 82
      3.3.4. Espondilosis cervical 83
   3.4. Dolor dorsal 83
4. Soluciones habituales para el dolor de espalda
   y lesiones de la columna vertebral 87
   4.1. Tratamientos farmacológicos............... 88
   4.2. Fisioterapia pasiva...................... 90
   4.3. Actividad física recomendada habitualmente.. 93
   4.4. La cirugía............................. 95
   4.5. Mi recomendación de tratamiento 100
      4.5.1. En busca de la solución perdida 105
5. La importancia de una valoración profesional
   especializada si quieres iniciar tu tratamiento..... 111
   5.1. Evaluación por un profesional.............. 111
   5.2. ¿Qué características debe tener una valoración? 116
6. Conceptos básicos para reparar la mecánica
   de tu cuerpo y fases del tratamiento 121

6.1. Concepto de lo analítico a lo global 124
6.2. Principio de alineación 127
6.3. Fases del tratamiento 129
    6.3.1. Fase 1. Descompresión articular 130
    6.3.2. Fase 2. Estabilización muscular 137
    6.3.3. Fase 3. Protección funcional. 145
7. Abordaje de forma global de un tratamiento
de recuperación funcional total 149
    7.1. Movimiento vs. posturas repetitivas 150
    7.2. La alimentación 157
    7.3. El descanso 161
    7.4. El estrés 165
    7.5. El sol 169
    7.6. El estilo de vida. 174
8. La importancia de la alimentación en el cuidado
de tu musculatura y de tu cuerpo. 179
    8.1. El agua 182
    8.2. Las proteínas 187
    8.3. El colágeno 195
    8.4. La mioglobina. 197
    8.5. La hemoglobina 199
    8.6. Los carbohidratos o hidratos de carbono 202
    8.7. Lípidos y grasas 207
    8.8. Vitaminas y minerales. 212
    8.9. Organización de las comidas del día 217
9. El mecánico del cuerpo humano explica
consultas habituales. 223
    9.1. Higiene postural de la columna vertebral
    y ergonomía 223
    9.2. La natación y la espalda 226
    9.3. ¿Cómo elegir el colchón, la almohada y las
    posiciones de descanso más adecuadas? 227
    9.4. El *core* y los ejercicios hipopresivos. 231
    9.5. Fortalecer la espalda. ¿Todo vale?. 234

9.6. ¿Existen pacientes que una vez tratados
pueden requerir cirugía?............... 239
9.7. Utilización de fajas y cinturones lumbares 241
9.8. ¿Puedo seguir acudiendo a mi
fisioterapeuta, osteópata o quiropráctico
para que me mantengan lo ganado?...... 246
9.9. ¿Estos principios únicamente sirven para
tratar lesiones de columna vertebral?..... 248
10. Tratamientos básicos para iniciar
la recuperación de lesiones de tu columna
vertebral 251
10.1. Listado de técnicas compensatorias 253
10.2. Lesiones de espalda lumbar 259
10.3. Lesiones de espalda cervical............ 263
10.4. Lesiones de espalda dorsal 265
10.5. Principios básicos de aplicación
de tratamientos....................... 268

Agradecimientos................................ 271
Bibliografía 275

Introducción

Hoy en día una de las principales causas por las que las personas acuden a una consulta de fisioterapia es el dolor de espalda. Aproximadamente el 80 por ciento de la población occidental ha padecido, padece o padecerá de la espalda en algún momento de su vida.

Ahora bien, la mayoría de los pacientes que recibo cada día ya disponen de un tratamiento previo que busca atacar el síntoma, pero que se olvida de la causa u origen del problema. Este matiz, sin embargo, es clave.

Tras casi dos décadas de experiencia en el mundo de la recuperación de lesiones y del bienestar, he logrado convertirme en un profesional apasionado y dedicado a transformar vidas a través del movimiento y la salud. Además, siempre intento dar con un enfoque diferenciador y multidisciplinar que distinga y dé valor a mi participación en la recuperación y rehabilitación de un paciente.

Por supuesto, como profesional de este campo, he invertido años en la formación y el perfeccionamiento de mis habilidades. Mi especialización en lesiones biomecánicas, principalmente de la columna vertebral, y en la recuperación basada en el ejercicio físico como pilar fundamental me ha reportado muchas satisfacciones y éxito en la búsqueda de una vida sin dolor para mis pacientes. La medicina y las técnicas de la salud no dejan de cambiar y mejorar, y están en constante crecimiento e investigación. Por eso, procuro seguir aprendiendo, así como trabajar con algunos de los líderes más influyentes en el campo de la biomecánica y del tratamiento del dolor, para desarrollar enfoques únicos y efectivos. La clave está en tener las puertas y la mente abiertas, buscando siempre nuevas opciones y oportunidades de mejora.

Actualmente, trabajo en mi propia clínica, aunque, gracias al apoyo de las nuevas tecnologías, puedo llegar a pacientes que están en cualquier parte del mundo. Así pues, aporto soluciones a dolores de espalda y otras afecciones musculoesqueléticas no sólo en mi consulta presencial, sino en distintas regiones del país e incluso más allá de sus fronteras. Mi objetivo es brindar un acompañamiento inicial al paciente y convertirme en un mentor que pueda darle herramientas para que, a su vez, sea capaz de tomar el control de su propio proceso de recuperación. Con esfuerzo, compromiso y un estilo de vida saludable es posible superar el dolor y vivir sin limitaciones. No existen soluciones mágicas, sólo la capacidad inherente de cada individuo para generar cambios significativos en su vida. Por tanto, la solución está en tus manos.

A partir de casos reales que han llegado a mi consulta y de mi experiencia y conocimientos, en estas páginas ofrezco diferentes estrategias, explicaciones y pautas que te llevarán a una vida sin dolor. Mi propósito es empoderarte para que tomes medidas concretas y transformadoras en tu camino hacia el bienestar duradero. Además, para ayudarte a conseguir tus objetivos más fácilmente, el libro proporciona una serie de vídeos de cada una de las técnicas que propongo, en los que explico cómo realizarlas de la forma más correcta posible en tu casa. Así pues, ¡que empiece el viaje!

Asimismo, en este libro esclarezco y enseño aspectos importantes que buena parte de los médicos, fisioterapeutas y pacientes desconocen sobre el dolor de espalda y otras patologías muy comunes hoy en día, como las hernias discales, y también doy las claves para controlarlos, reducirlos o eliminarlos. Obviamente, el trabajo o el esfuerzo personal cuentan y los resultados óptimos dependen de uno mismo en un 70 u 80 por ciento.

Por otro lado, cabe señalar que estoy muy acostumbrado a recibir pacientes que han probado todo tipo de tratamientos farmacológicos, terapias, especialidades relacionadas con el aparato locomotor e incluso, por llamarlo de alguna forma, pseudoterapias. Muchas veces se agarran a un clavo ardiendo ante la incapacidad de gestionar el dolor que sufren y las consecuencias en su vida cotidiana. Por consiguiente, muchos se quedan a cuadros cuando, tras esta presentación, muestro mi preocupación por la *hernia de la cabeza*, más que por la de espalda. ¿Qué quiero decir con esta expresión? Que el nivel de sufrimiento al que se ha sometido el paciente durante el tiempo que lleva con dolor, sumado a su impotencia por no encontrar ninguna solución, hacen que la vida y los pensamientos giren en torno al dolor exclusivamente, lo que conlleva, sin remedio, irritabilidad, desánimo, ansiedad, falta de descanso, etcétera, es decir, un bucle o círculo vicioso difícil de detener.

Otro asunto conflictivo también es el hecho de que algunos profesionales se centren en la negatividad (que por desgracia los hay) en lugar de luchar hacia la esperanza. El ánimo del paciente se hunde por completo ante diagnósticos nefastos que le invitan a acostumbrarse al dolor y, sumido en la desesperación, a escoger la intervención quirúrgica como solución final. Siempre digo que, en estos casos, en lugar de ser pacientes de columna, pasan también a serlo con afectación psicológica. Sobra añadir que esto supone una gran dificultad en la recuperación, porque anímicamente vienen muy desanimados y desganados.

Por todos estos motivos, este libro está enfocado en el paciente: para resolver sus dudas, ayudarle a mejorar su calidad de vida y, sobre todo, educarle y empoderarle con una serie de herramientas y consejos que le permitan crecer personalmente para que afronte su mejoría con mucha más eficacia. No hay que quedarse con un solo diagnóstico malo, porque no todas las opiniones profesionales son cien por cien válidas (aunque con esta afirmación esté tirando piedras contra mi propio tejado) y no todo pasa por la cirugía o la medicación eterna. Debemos pensar que el dolor de espalda responde a algo, por lo que busquemos este algo y, después, actuemos en consecuencia. Hay luz al final del túnel, no todo se solventa con la resignación.

Así pues, desde la perspectiva de la fisioterapia, aunada con la fisiología del ejercicio, busco promover en ti una serie de tratamientos de recuperación activa que te permitan una rehabilitación funcional total como paciente.

Por otra parte, las palabras importan, de hecho, por algo se usan. En este sentido, si recurrimos a la etimología de la palabra *rehabilitar*, que proviene del latín, sus componentes léxicos son el prefijo *re-*, que significa 'restituir a alguien o algo a su estado original', y *-habilitas*, que es 'la cualidad de ser capaz de llevar a cabo alguna acción o trabajo'. Por tanto, podemos definir *rehabilitar* como 'la acción y efecto de restituir a alguien o algo a su antiguo estado'.

Ahora bien, ¿cómo puedo llegar a lograr la restitución de mi cuerpo a su estado anterior cuando no convivía con el dolor? Para ello, primero te explicaré de forma breve, básica y clara unos conceptos que debes conocer a nivel anatómico para que resulte más fácil saber lo que puede estar sucediendo en tu cuerpo. Una vez que tengas claros estos conceptos, te resultará más sencillo identificar qué puede provocar ese dolor que no te deja disfrutar de tu vida con calidad. Para ayudarte más en este camino de aprendizaje sobre tu cuerpo, compartiré algunas preguntas reales que recibo diariamente en mi consulta de pacientes que se encuentran en situaciones similares a la tuya y con los que posiblemente te sentirás identificado en más de una ocasión.

A continuación, el siguiente paso que daremos será en el autodiagnóstico de esa causa que provoca el dolor que tanto te atormenta. Lógicamente, tienes que comprender, igual que lo hago yo al escribir estas palabras, que no tienes los conocimientos técnicos que puede tener un médico o un fisioterapeuta que lleva años estudiando el cuerpo y trabajando con él. Por este motivo, para que puedas obtener algunas conclusiones generales sobre qué tipo de dolor tienes, qué posibles lesiones podrían estar provocándolo y qué soluciones puedes conseguir con este libro, quiero facilitarte una serie de datos muy sencillos y generales para que aprendas, en función de tus síntomas, qué lesiones se corresponden más con cada tipo de dolor. De esta manera, podrás adoptar aquellas medidas que más se adapten a tu caso.

Llegados a este punto, te encontrarás en la parte del libro que más estabas esperando: las herramientas para ponerte manos a la obra y resolver tu dolor. Dependiendo de las conclusiones que hayas obtenido hasta este momento, encontrarás soluciones que se ajusten a tu caso en mayor o menor medida. Por esta razón, es importante ser concreto en el apartado anterior, porque como siempre digo en mi consulta: «Si diagnosticas mal, lógicamente la solución no será la correcta».

Como indicaba en líneas anteriores, debes asumir que no eres un profesional de la salud. ¿Por qué insisto en esto? Porque, igual que nosotros fallamos incluso disponiendo de conocimientos que llevamos años adquiriendo y utilizando en la consulta cada día, tú también puedes caer en errores. Sin embargo, esto no tiene que desanimarte: si te has comprometido todos los días a llevar a cabo una pauta y no has visto el resultado que esperabas, es posible que necesites un diagnóstico más exhaustivo y profundo, con el apoyo de un profesional.

Para eso también voy a darte una serie de consejos que te permitirán orientarte mejor y te mostrarán los pasos que considero que debes seguir para que no pierdas tiempo ni dinero en el proceso. ¿Esto puede significar que tienes alguna lesión más grave? Es posible, pero no te desanimes. Si te tranquiliza, estoy acostumbrado a ver cada día casos que seguramente son peores que el tuyo. Entonces, quizá dirás: «A mí lo que tú veas me importa un carajo, me concierne el mío». ¡Sabía que ibas a decir eso! Lo escucho varias veces cada día y, de hecho, el ser humano está diseñado para pensar de esta forma.

Con todo, volviendo a tu preocupación por una lesión más grave, puedo decirte que no te preocupes porque, por estadística, en torno al 95 por ciento de los pacientes salen adelante sin problema. Eso sí, sin esfuerzo, disciplina, sacrificio y confianza seguro que no se consigue, así que decide en qué grupo estás: en el que pelea por sus resultados o en el que se rinde.

No obstante, si has acudido a un profesional para que te ayude con tu diagnóstico, hemos conseguido darle un poco más de luz a tu caso a nivel profesional. Ahora hay que valorar si necesitas un tratamiento más específico que pueda ser más conservador o, por el contrario, tienes una lesión que requiere de una intervención más invasiva. Sea como fuere, no te preocupes, sigo estando aquí para ayudarte y orientarte, tanto si necesitas una opción como la otra. A pesar de todo, es cierto que, si te encuentras en este punto, continuar el proceso sin asesoramiento profesional es un poco complicado.

En la recta final del libro, te proporcionaré información importante, por si eres de ese tipo de personas a las que les gusta hacer las cosas realmente bien. Allí encontrarás una serie de consejos que te ayudarán a mejorar tu cuerpo, a partir de otros sistemas fundamentales, y harán que tu sistema musculoesquelético funcione mucho mejor. A modo de comparación, es como convertir un vehículo estándar en uno de alta gama con más extras. ¿Y sabes de qué depende que tu cuerpo tenga más o menos extras? De ti, para lo bueno y para lo malo. Si te sacrificas y te esfuerzas podrás conseguir los extras que quieras y, en este caso, sólo requiere que integres ciertos hábitos en tu vida.

Por último, a aquellos que hayáis llegado a la fase final del libro, quiero haceros un regalo, que no es otro que responder a algunos de esos mitos que habrás escuchado en más de una ocasión, sobre si es bueno esto o aquello. Se trata de información que me toca repetir en mi consulta de forma bastante recurrente y que considero que puede servirte de ayuda. Te aportará más conocimiento sobre aspectos generales de tu estilo de vida que puedes elegir y que muchas veces escoges mal, ya sea porque lo has visto en publicidad o porque te lo ha contado una vecina. Así, el propósito de este libro es que soluciones tu dolor y que sepas por qué haces las cosas.

En definitiva, mi concepción sobre el dolor en la vida es que no debería reducirse a aguantar y conformarse, sino que más bien hay que plantarle cara con las herramientas potentes que los seres humanos traemos de serie. De este modo, eliminaremos el dolor o, más bien, haremos que no aparezca más, y conseguiremos que la vida sea plena, de calidad y, ante todo, llena de movimiento, que, al fin y al cabo, es para lo que nuestro cuerpo está diseñado.

1

Aprendiendo sobre la espalda y las posibles causas de dolor

El cerebro humano es como una máquina de acuñar monedas. Si echas en ella metal impuro, obtendrás escoria; si echas oro, obtendrás moneda de ley.

Santiago Ramón y Cajal

Iniciamos este camino hacia el conocimiento de la curación del dolor de espalda con una cita de uno de los grandes maestros de la salud, el doctor Ramón y Cajal, en la cual nos transmite la importancia del conocimiento para tomar decisiones sobre nuestra salud y otros ámbitos de la vida. Asimismo, nos referencia a la importancia de alimentar bien nuestro cerebro, a base de libros y conocimientos que nos ayuden a entender mejor el mundo.

Vayamos ya al meollo, a la parte ligeramente más técnica, pero imprescindible para conocer cómo funciona nuestro cuerpo, sus características concretas y necesidades. Así pues, nos sumergiremos en aquellos conceptos relativos al dolor que aparecen en muchos informes médicos y que el paciente sabe a qué se refieren, pero no lo que realmente son. También haremos un breve repaso de la anatomía de la columna vertebral y de las lesiones más habituales que encontramos en consulta, algunas de las cuales podrás ver en alguno de tus informes médicos. Quiero que aprendas más sobre ti y tu espalda, y que sea digerible por cualquier lector que no tenga formación sanitaria (sé que los rollos anatómicos rimbombantes atolondran a cualquiera). El objetivo de esta información es que te llegue de forma clara y concisa, y que puedas aplicar los consejos en caso de padecer una lesión de columna vertebral. Fácil de entender, fácil de recordar y fácil de aplicar, así que ¡allá vamos!

1.1. LA COLUMNA VERTEBRAL: CONSIDERACIONES BÁSICAS

La columna vertebral está dividida en cinco regiones:

1. Cervical
2. Torácica o dorsal
3. Lumbar
4. Sacra
5. Coccígea

Entre todas las regiones podemos encontrar un total de 33 vértebras, unidas entre sí por ligamentos y articulaciones. A su vez, una vértebra convencional está formada por las siguientes partes:

1. Cuerpo vertebral
2. Arco vertebral (compuesto por láminas y pedículos)
3. Procesos vertebrales (apófisis espinosas, apófisis transversas y articulaciones)

Si nos fijamos en las diferentes articulaciones vertebrales, cabe destacar los siguientes elementos: discos interver-

tebrales, articulación uncovertebral facetaria, craneoverte-
bral (atlanto-occipital y atlanto-axial), costovertebral y
sacroilíaca.

Figura 1.1. Partes de una vértebra

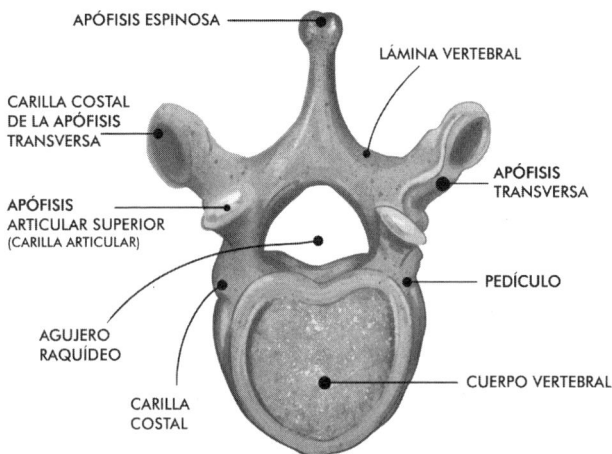

APÓFISIS ESPINOSA

LÁMINA VERTEBRAL

CARILLA COSTAL
DE LA APÓFISIS
TRANSVERSA

APÓFISIS
TRANSVERSA

APÓFISIS
ARTICULAR SUPERIOR
(CARILLA ARTICULAR)

PEDÍCULO

AGUJERO
RAQUÍDEO

CUERPO VERTEBRAL

CARILLA
COSTAL

Fuente: Elaboración propia.

Figura 1.2. Partes de una vértebra (vista lateral)

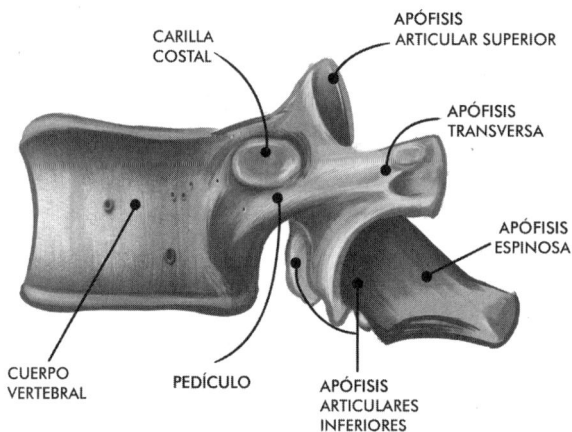

CARILLA
COSTAL

APÓFISIS
ARTICULAR SUPERIOR

APÓFISIS
TRANSVERSA

APÓFISIS
ESPINOSA

CUERPO
VERTEBRAL

PEDÍCULO

APÓFISIS
ARTICULARES
INFERIORES

Fuente: Elaboración propia.

Por otro lado, para dar estabilidad a las diferentes articulaciones son fundamentales los ligamentos; algunos de ellos son: longitudinal (anterior y posterior), amarillo, interespinoso, supraespinoso, nucal, alar, cruciforme del atlas, costovertebral y los de las cabezas de las costillas (intraarticular y radiado).

Además, para el correcto funcionamiento de la columna vertebral es necesaria la existencia de curvaturas, ya que, en caso de no existir, se produciría una rectificación fisiológica y todos los elementos que la componen estarían sometidos a una mayor carga y una menor eficiencia motriz y biomecánica, provocando lesiones relevantes, de las que vamos a hablar más adelante en este libro.

A su vez, las curvaturas que podemos encontrar son de dos tipos: lordosis y cifosis. Por una parte, la lordosis está en las regiones lumbar y cervical, mientras que, por la otra, la cifosis se halla en la columna dorsal o torácica y en la región sacra.

Figura 1.3. Curvaturas de la columna vertebral

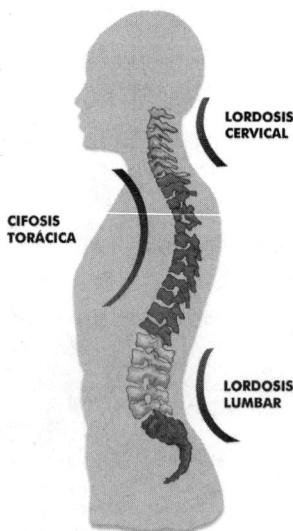

LORDOSIS
CERVICAL

CIFOSIS
TORÁCICA

LORDOSIS
LUMBAR

Fuente: Elaboración propia.

Asimismo, los movimientos predominantes en la columna vertebral son la flexión, la extensión, la flexión lateral, la extensión lateral y la rotación.

Si analizamos estos tipos de movimientos podemos resumir que, en global, la columna vertebral es una región o zona de nuestro cuerpo que realiza movimientos multidireccionales en angulaciones muy variadas y, en función de las diferentes regiones, unas serán más móviles y otras, más estabilizadoras. Por tanto, con la cantidad de elementos y articulaciones que tiene, es relativamente sencillo modificar su biomecánica si no la cuidamos y equilibramos correctamente.

Además, es importante citar que existen arterias, venas y nervios que pasan a lo largo de la columna vertebral y que son fundamentales para nuestra parte sensitiva y motriz. El sistema venoso, arterial y nervioso son sistemas más complejos, y quizá *aburridos* para el lector no especializado en conocimiento sanitario, por tanto, no vamos a dar más detalles sobre ellos, únicamente debemos saber que también forman parte de nuestra columna vertebral.

Más adelante destacaremos un concepto habitual en los informes radiológicos de muchos pacientes, que probablemente nos resulte más familiar. Me refiero a la radiculopatía, que es un pinzamiento nervioso que pueden producir algunos elementos vertebrales, discos herniados o articulaciones, y cuyos síntomas clínicos pueden ser hormigueos, dolores irritantes o quemantes, pérdidas de sensibilidad o fuerza, entre otros.

1.2. Dolencias más habituales que tu médico te diagnosticará o que escucharás habitualmente a tu fisioterapeuta

Empezaremos hablando de algunos términos que te resultarán familiares y de los que no te puedes perder detalle, porque a partir de ellos seremos médicos o fisioterapeutas por un rato.

Definiremos la *lumbalgia* como el 'dolor en la región lumbar', la *dorsalgia*, como el 'dolor en la región dorsal', y la *cervicalgia*, como el 'dolor en la región cervical'.

Ahora pongámonos en situación: un paciente, que podrías ser tú, entra en mi consulta y me dice: «Hola, Juanma. Tengo un dolor en la zona lumbar desde hace tres días que es tremendo», y yo le respondo: «Tranquilo, eso es una lumbalgia. Túmbate en la camilla, que te voy a tratar, y en un momento te encontrarás mejor». ¿Te suena esta situación o te identificas con este paciente? ¿Qué pretendo explicarte con este ejemplo? Que una lumbalgia es un dolor lumbar, y el mismo planteamiento es aplicable a la columna dorsal y cervical. Está claro que tu fisioterapeuta sabe cómo aliviarlo, pero ¿no te quedarías más tranquilo si, en lugar de eso, te explorase e intentase buscar, con sus conocimientos y los medios que tiene en su consulta y fuera de ella, el motivo por el que ha aparecido esa lumbalgia en tu vida?

Si esto te ocurre, te recomiendo que cambies de fisioterapeuta o de médico, porque sólo te está tratando el síntoma del dolor y en ningún momento está intentando solucionar tu problema. ¿Adónde quiero llegar con esto? Que ir a un profesional para que te diagnostique una lumbalgia, cuando tú ya le has dicho previamente que vienes porque tienes un dolor lumbar, es como muy tonto, ¿no? Has pagado para que te digan algo que ya sabías, y en ocasiones incluso no ha sido capaz ni de aliviar el síntoma de dolor. A ver, ¡que es tu cuerpo y tu dinero! Haz lo que quieras, pero la próxima vez que te pase espero que sepas indagar un poco más en el conocimiento del profesional que te va a tratar.

Tras esta aclaración, que considero fundamental para avanzar y que a más de uno le va a poner tenso, como paciente y como profesional, me gustaría continuar con otros diagnósticos habituales.

Por un lado, la *lumbociática* o *lumbociatalgia* es el 'dolor lumbar que tiende a irradiarse a una pierna o a las dos'; la *cervicobraquialgia* es el 'dolor cervical que tiende a irradiarse a un brazo o a los dos' y, por último, la *ciática* es más que un diagnóstico, se trata de un síntoma de alguna afectación del nervio ciático.

También podría citarte algunos más, pero no me parece relevante; basta con conocer la información básica. Personalmente me interesa más que sepas qué tipo de lesiones pueden provocarte este tipo de dolores y, de esta forma, hacia dónde orientar la gestión de tu problema.

Sin embargo, a propósito de estas dolencias, sí que considero importante hacer un pequeño apunte sobre la lumbociática o lumbociatalgia de embarazadas. Quizá lo hayas sufrido, lo estás padeciendo o conoces a alguien que está pasando por ello, pero quiero comentarlo porque muchas pacientes embarazadas me explican habitualmente que su médico les recomienda que no acudan al servicio de fisioterapia porque no se puede tratar con el embarazo. Por desgracia ya me he acostumbrado a escucharlo, pero no puedo seguir quedándome perplejo con la capacidad de algunos colegas del sector en solucionar problemas. Así pues, quiero darte un poco de luz en este asunto: si estás embarazada y te diagnostican cualquiera de estas dolencias, debes saber que se pueden tratar perfectamente, sólo debes tener en cuenta los siguientes aspectos.

En primer lugar, tienes que ponerte en manos de alguien que sepa lo que está haciendo, porque, como me verás repetir muchas veces, un título no es sinónimo de saber, sino una licencia para ejercer. Cuando digo «en manos», no significa en máquinas, ya que ése es uno de los motivos por los que muchos médicos dicen que estos dolores no se pueden tratar, puesto que las máquinas que se utilizan en fisioterapia están contraindicadas para embarazadas. La realidad es que cada vez existen menos fisioterapeutas que utilicen correctamente las manos y los ejercicios correctivos.

El segundo aspecto que debes tener en cuenta es que tu cuadro doloroso se produce por los cambios que están sufriendo tu zona pélvica y las articulaciones aledañas a consecuencia del embarazo. Entonces, si tu estructura articular se está modificando por un cambio que está sufriendo tu cuerpo, estás de enhorabuena, porque tu tejido muscular también puede adaptarse. ¿Qué significa esto? Que si tu fisioterapeuta te enseña una serie de ejercicios terapéuticos controlados y adaptados para embarazadas te puedes curar, así como puedes mantener tú sola el cuadro doloroso, valga la redundancia, sin dolor, simplemente ejecutando los ejercicios cada día en tu casa.

Por último, otro aspecto que debes valorar es que, para tratar embarazadas, no es fundamental que tu fisioterapeuta tenga una camilla específicamente para embarazadas. Esto a mí personalmente me da risa, porque ¿en serio que si no tienes en tu consulta una camilla para embarazadas no sabes qué hacer con ella o no tienes herramientas para tratarla? De ahí que insista en que debes ponerte en buenas manos. Aunque con esto no quiero decir que sean las mías, ya que seguramente vivo a cientos de kilómetros de ti, sino que significa que cada vez estamos perdiendo más el norte y que puede que te cueste encontrar a un profesional en condiciones.

Tras este pequeño paréntesis dedicado a ayudar a mujeres embarazadas, prosigo con las dolencias más habituales que citaba antes. Mi objetivo es que, ante estos diagnósticos, no te preocupes, sino que te des cuenta de que sólo te están diciendo lo que ya sabías antes de entrar en la consulta. A continuación, vamos a adentrarnos en las lesiones más frecuentes, que ya he mencionado al inicio de este apartado.

1.3. Lesiones más habituales

1.3.1. Hernia discal

Una hernia discal es una deformación del disco, que se ocasiona principalmente porque las vértebras entre las que se encuentra le están sometiendo a una presión mayor de la que deberían. En consecuencia, se produce un abombamiento del disco, que puede llegar hasta su rotura, si la presión a la que está sometido es mayor de la que sus características morfológicas le permiten soportar.

Comparto un ejemplo muy gráfico que la gran mayoría habrá experimentado en alguna ocasión mientras desayunaba: ¿habéis untado alguna vez una galleta con mermelada, mantequilla o crema de cacao en abundancia y, después de ponerle otra galleta encima y apretar, ha rebosado todo el relleno por fuera de ambas galletas? Pues bien, ese relleno que se esparce sería la hernia del disco, es decir, el trozo de disco que sobresale al ser comprimido por las vértebras. Ahora nos falta saber quién es el culpable: en el caso de las galletas la culpa es tuya y, en el caso de la hernia... Te tocará seguir leyendo para averiguarlo.

Al tratarse de una de las lesiones más frecuentes en la consulta, vamos a entrar en más detalle y así permitiremos al lector obtener un mayor conocimiento sobre su cuerpo y su lesión.

Figura 1.4. Hernia discal

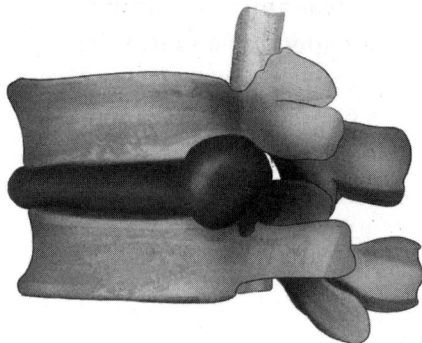

Fuente: Elaboración propia.

¿Por qué se produce una hernia discal?

Ésta es la pregunta del millón. Es muy complicado, o casi imposible, saber el motivo por el que un disco se ha herniado, exceptuando aquellos casos en los que el paciente ha sufrido un traumatismo de gravedad en la zona dañada.

Mi razonamiento es el siguiente: cuando dos vértebras someten un disco a compresión, lo deforman. Entonces, comienza el proceso de constitución de una hernia discal, pasando previamente por una protrusión, que explicaremos a continuación.

¿Quiénes son los encargados de aumentar o disminuir la presión intervertebral?

Según las lecturas que he realizado y los conocimientos que he adquirido hasta el momento, juntamente con los años de experiencia rehabilitando pacientes, puedo afirmar que los músculos son los principales causantes de este aumento de presión, del movimiento humano, aunque no los únicos, y, en este caso, de la columna vertebral y sus articulaciones.

El músculo, debido al uso al que se somete cada día y a la falta de cuidado por parte de las personas, pierde sus propiedades funcionales y se va convirtiendo en un tejido rígido y menos móvil, dotando a la columna vertebral de una mayor rigidez y, por ende, de menor movilidad.

En este sentido, nuestra materia prima de base, en lo que a movilidad se refiere, va perdiendo calidad si no la cuidamos a conciencia.

Además, hay que tener en cuenta que la mayoría de nosotros repetimos las mismas posturas un día tras otro, porque forman parte de nuestra rutina. Por consiguiente, nuestros músculos se utilizan una y otra vez en la misma posición y, si no hacemos un trabajo complementario en posturas totalmente contrarias, nuestro tejido muscular sufrirá un proceso de acomodamiento y se quedará cómodamente en las posiciones que menos le cuesten y en las que más le entrenemos.

El problema es que si hacemos que el tejido pierda propiedades mecánicas tendrá más dificultad para realizar movimientos que antes hacíamos. En este punto, el paciente suele hacer aquel famoso comentario: «Esto me ocurre por la edad». No obstante, más que por la edad es por el tiempo que llevas haciendo lo mismo, y por no trabajar tu físico de forma equilibrada, una tarea complicada y casi imposible de conseguir al cien por cien, pero que se puede mejorar para que, al menos, no suframos dolor y tengamos una calidad de vida plena.

Una vez tenemos claro el concepto del aumento de presión intervertebral, explicaremos mejor qué es una hernia discal y por qué una de las características de los pacientes que la sufren es la falta de movilidad articular en la columna vertebral y en otras articulaciones responsables del correcto movimiento de la columna, como los tobillos, las rodillas, las caderas, las muñecas, los codos y los hombros.

De hecho, el cuerpo humano es tan completo que tiene la capacidad de corregir esta falta de mecánica, así como de entrenarla para que no vuelva a perderse. Por tanto, aunque la hernia discal no se reabsorba, debes poder vivir sin dolor y realizar una vida plena; en muchos casos sin ninguna limitación y, en otros, con las menores limitaciones posibles.

1.3.2. Protrusión discal

El abombamiento leve del disco sería la antesala a una hernia discal o a una minihernia.

Figura 1.5. Protrusión discal

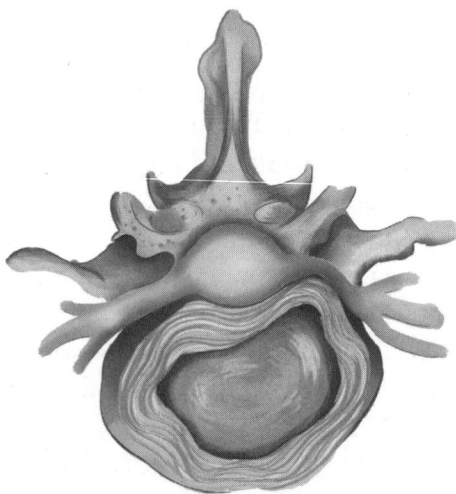

Fuente: Elaboración propia.

1.3.3. Hernia discal extruida

Se produce cuando un fragmento del núcleo pulposo entra en el canal, provocando una compresión de mayor intensidad sobre la raíz nerviosa, e incluso puede llegar a afectar a la estructura de la cola de caballo. En esta lesión también suele haber afectación del ligamento vertebral posterior, y esta pérdida de estabilidad favorece la invasión del canal por parte del disco.

Figura 1.6. Hernia discal extruida

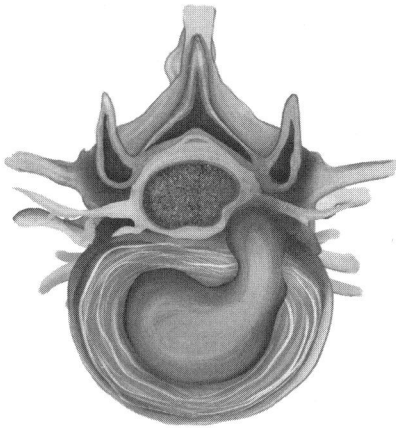

Fuente: Elaboración propia.

1.3.4. Rotura anular del disco

Como la propia lesión indica, puede producirse una rotura anular del anillo fibroso del disco. La mayoría son fisuras o pequeñas microrroturas que acaban provocando una debilidad en el anillo fibroso y, por tanto, facilitan la deformación del núcleo pulposo del disco, pudiendo dar lugar a la aparición de protrusiones o hernias discales.

Figura 1.7. Rotura anular del disco

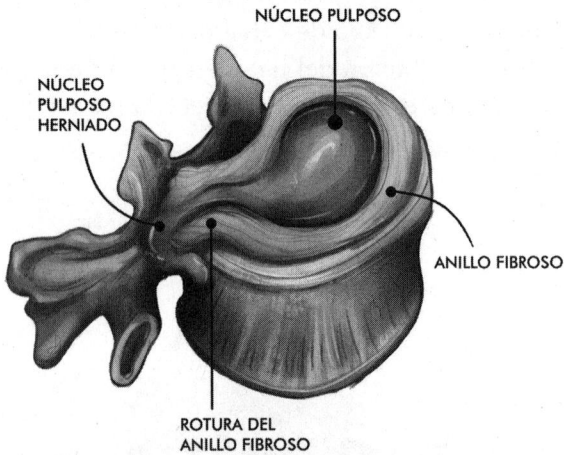

NÚCLEO PULPOSO

NÚCLEO
PULPOSO
HERNIADO

ANILLO FIBROSO

ROTURA DEL
ANILLO FIBROSO

Fuente: Elaboración propia.

1.3.5. Espondilolistesis

La espondilolistesis es un desplazamiento vertebral de una vértebra sobre otra. Cuando se produce este desplazamiento, pueden darse otras lesiones por consecuencia, como hernias discales, pinzamientos nerviosos, etcétera. Para comprenderlo mejor, es como si la vértebra inferior se inclinase e hiciera de *tobogán* para la vértebra superior, provocando un cizallamiento del disco.

Figura 1.8. Espondilolistesis

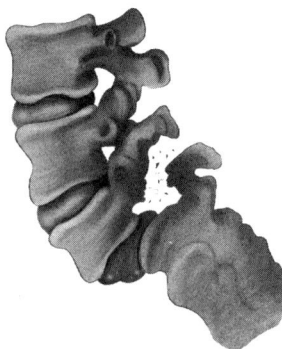

Fuente: Elaboración propia.

1.3.6. Radiculopatía

Se trata de una lesión en la que ocurre un pinzamiento nervioso. Aunque existen otras estructuras que también pueden causar este tipo de lesión, cuando se refiere a las que afectan a la columna vertebral, la más común es la provocada por compresión de un disco sobre el nervio.

Figura 1.9. Radiculopatía

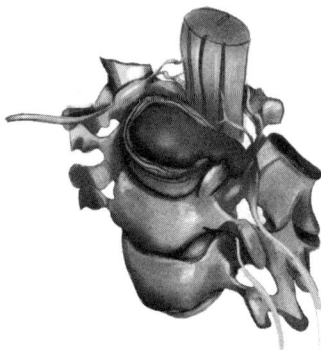

Fuente: Elaboración propia.

1.3.7. Osteofito y disco osteofitario

El osteofito es una excrecencia ósea, fruto, principalmente, de lesiones degenerativas (en este caso que nos atañe, de la columna vertebral).

Dentro de las lesiones degenerativas óseas, la más común es la artrosis, que también afecta a la columna vertebral, llegando a definirse como espondilosis deformante o espondiloartrosis.

En ocasiones, cuando recibimos informes radiológicos, una de las lesiones que se suelen encontrar son las protrusiones disco osteofitarias, es decir, lesiones producidas sobre el disco y causadas por el crecimiento de osteofitos en las articulaciones intervertebrales, provocando un aumento de presión sobre el disco que puede acabar protruyéndolo o herniándolo.

Figura 1.10. Lesiones osteofitarias

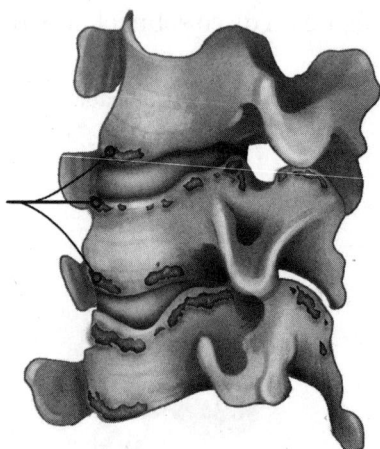

Fuente: Elaboración propia.

1.3.8. Rectificación de la columna vertebral

Aunque podríamos profundizar mucho más en todos estos asuntos, vamos a tratar de ser concisos y definir la rectificación como la pérdida de las curvas anatómicas que presenta la columna vertebral. Cuando aumenta esta rectificación, inevitablemente y a su son se produce un aumento de la presión entre las articulaciones intervertebrales, así como en los tejidos o elementos que forman parte de ellas.

Y ¿por qué ocurre esto? Una causa puede ser un accidente, aunque, por fortuna, no suele ser lo más frecuente. Lo que más se ve en consulta son los casos de rectificación que responden a las malas posiciones que mantiene el paciente de forma repetida. Sin embargo, no es algo por lo que haya que alarmarse, ya que, en contrapunto, también existen pacientes que, aun manteniendo una postura errónea de forma habitual, cuentan con una musculatura implicada bien reforzada y elástica, lo que disminuye el riesgo de la rectificación, porque su cuerpo sería mucho más resistente a esa mala postura. ¿A qué nos lleva esto? A lo de siempre: cuidarse y ejercitarse de manera responsable y cotidiana siempre va a tener más pros que contras.

De hecho, hay una pregunta que los pacientes hacen por norma general cuando se les prescribe un tratamiento de ejercicio correctivo: «¿Cuántos días debería llevarlos a cabo?». Ojalá fuera tan fácil como hacer dos ejercicios diarios durante una semana para pulir todos los déficits de media vida, pero no es así.

Lo que hay que hacer es identificar qué posición o posiciones nos han provocado nuestra lesión. Imaginemos, por ejemplo, que el origen es una lesión por postura de trabajo, que el paciente en cuestión realiza durante ocho horas diarias, cinco días a la semana (que se dice pronto). Con este percal, no se puede pensar en fórmulas mágicas y, como no podría ser de otra manera, nuestra respuesta pasa por recomendar la ejecución del tratamiento correctivo cada día que se esté expuesto a la postura o posición que provoca el daño.

Sin ser un experto en matemáticas, hay que tener en cuenta que, con una hora de ejercicio los cinco días de la semana, igualmente estaríamos en déficit, pero sería suficiente para contrarrestar el efecto de la mala postura. En el caso extremo de ya estar lesionado, nuestra prescripción sería de siete días por semana, debido a que ya tendríamos que solucionar el problema y, una vez resuelto, mantenerlo con los cinco días a los que el paciente se expone.

1.3.9. Espondilitis

Se trata de la inflamación que afecta a las articulaciones de la columna vertebral, es decir, como si las vértebras engordasen de tamaño.

1.3.10. Espondilosis

Es la degeneración de tejidos óseos y discos de la columna vertebral, lo que genera deformidades o incluso agrietamientos en las estructuras vertebrales y, por consiguiente, un deterioro de la amortiguación interarticular. A modo de comparación, imagina un trozo de madera con grietas y pequeños surcos. Esta lesión puede enlazarse con la aparición posterior de hernias de disco, artrosis u osteofitos.

Figura 1.11. Espondilosis

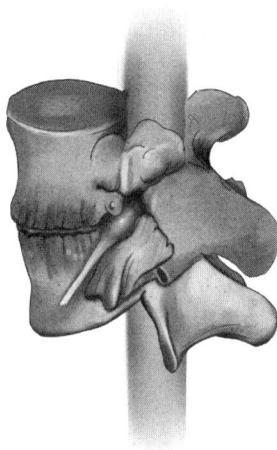

Fuente: Elaboración propia.

En este apartado sobre anatomía básica, a pesar de que quizá algunas palabras te hayan sonado un poco a chino, pretendía hacer que el contenido fuese más accesible al lector, creando un libro con información básica de las lesiones que se pueden encontrar en cualquier informe radiológico, traumatológico o neuroquirúrgico. Algunas expresiones son enredadas y pueden asustar de buenas a primeras cuando se desconoce su alcance y, por el contrario, tampoco se trata de hacer un máster, sino de aportar conocimiento al paciente para que sepa y, sobre todo, comprenda las lesiones que padece.

La información es poder y, dominándola, estaremos más receptivos al tratamiento y más atentos a la veracidad o necesidad de los diagnósticos. Si no sabemos lo que tenemos ni su importancia, ¿cómo vamos a solucionarlo? Si creemos a pies juntillas cualquier informe, por el mero hecho de no llegar a entender una sola coma, ¿cómo vamos a trabajar activamente para encontrarnos mejor, plantear las preguntas adecuadas o buscar una buena calidad de vida? Conocerse siempre nos dará la clave a la recuperación exitosa.

Por este motivo y antes de terminar este bloque de información, me gustaría recordar que lo importante no es si padeces lumbalgia o cervicalgia, sino saber qué lo está provocando. Es posible que, para ello, en algunos casos tengas que llevar a cabo alguna prueba diagnóstica. Si es así, mi recomendación generalmente es una resonancia magnética y, por si te sirve de referencia, desde mi punto de vista las radiografías o ecografías son incompletas para este tipo de lesiones y nos hacen perder el tiempo.

Ahora, voy a explicarte cómo funciona mi cabeza ante un cuadro clínico de este tipo, y espero saber explicártelo de la forma más clara y sencilla posible, aunque sé que no lo es. Imaginemos que acudes a consulta con un dolor lumbar y un diagnóstico de lumbalgia, y además te has realizado una resonancia magnética en la cual han aparecido dos hernias discales, por ejemplo, a niveles de L4-L5 y L5-S1. Con todo esto, posiblemente tu tranquilidad ha aumentado, porque al menos ya sabes que tienes una lumbalgia y que, como indica la prueba, está provocada por dos hernias discales. Con esto ya sabemos más, pero siento aguarte la fiesta, porque debo comentarte que todavía nos queda averiguar algo más: el estado de tu musculatura, que está directamente relacionada con esa lesión que se te ha diagnosticado.

Así pues, esta información te permitirá ver si tu musculatura está en perfectas condiciones o, por el contrario, presenta rigideces, que pueden provocar restricciones musculares y a su vez aumentar la compresión articular. En consecuencia, esto provocaría descompensaciones en tu sistema esquelético y, por tanto, sometería a sobrecarga a aquellos sistemas de amortiguación entre estructuras óseas (como pueden ser los discos), pudiendo llegar a lesionarlos o degenerarlos.

Sé que estás pensando que la cosa se está complicando, pero no te preocupes, porque en breve verás a qué me refiero, y más adelante también te enseñaré cómo detectarlo. Es en este punto cuando entra en juego la biomecánica de las articulaciones, que está relacionada en este caso concreto con las articulaciones de la columna lumbar, y cómo puede interferir directamente sobre ellas aumentando la compresión o congruencia articular, como citábamos anteriormente.

Por este motivo, como herramienta de diagnóstico es fundamental realizar un correcto análisis biomecánico de la funcionalidad articular y muscular de la persona que tenemos delante. Esto significa que, aunque tengamos un dolor en la zona lumbar, puede ser que esté provocado por la musculatura y las articulaciones tanto inferiores como incluso superiores al punto de la lesión, aunque en estas últimas es menos habitual.

Asimismo, mi consejo es que, pese a tener dolor lumbar, no te confíes, ya que en un porcentaje muy elevado de los casos el dolor nunca, o casi nunca, está ocasionado únicamente por las estructuras musculares o articulares de la propia zona lumbar. Por este motivo, es importante ampliar la visión del campo de actuación a otras zonas colindantes o incluso más alejadas.

1.4. Postura y carga

Después de muchos años y muchos casos analizados, estudiados y tratados, me gustaría poner encima de la mesa una expresión que es muy habitual escuchar a pacientes instruidos: «No entiendo por qué tengo tres hernias discales ni cómo me he lesionado la espalda si yo trabajo sentado y no cojo nunca pesos». Y lo más gracioso es que lo dicen con un convencimiento tan arraigado que es difícil sacarlos de aquí. ¿Qué portales dudosos de internet confirman esas ideas? Ojo con lo que leemos por ahí.

A continuación, vamos a intentar dar un poco de luz a este tema, aunque ya os aviso de antemano que mucha de la información que recojo en este libro proviene de mis opiniones basadas en mi propio conocimiento y experiencia. Por supuesto, cada cual que piense o escoja libremente lo que quiera, pero mi profesión y el hecho de estar centrado en el tratamiento de las lesiones de espalda durante muchos años me han ayudado a sacar algunas conclusiones.

En primer lugar, siempre hago referencia al concepto de *herniarse*, porque ¿quién no ha escuchado aquello de «ten cuidado al coger esto, que te vas a herniar»? Las frases hechas o refraneros populares son excelentes, pero también hay que saber usarlos. Este tipo de hernias que se producen por exceso de carga se refieren en un porcentaje muy elevado a las de tipo inguinal. Que lo cortés no quita lo valiente, ya que vamos con los refranes, y esto no quiere decir que si manipulamos cargas excesivas de forma frecuente no vaya a repercutir en nuestra columna vertebral. Claro que la sobrecarga continuada afecta, pero por experiencia puedo decir que lo hace mucho más la mala postura, juntamente con la debilidad de tejidos musculoesqueléticos. Si además a esta última ecuación le añades el peso extra, apaga y vámonos, porque el riesgo de lesión se dispara.

Nuevamente, insisto en que las famosas y trilladas hernias suelen responder mayoritariamente a una mala posición o postura y a la falta de funcionalidad de tejidos a nivel de elasticidad y fuerza, así que, teniendo esto ya aclarado, centrémonos del todo en el intenso mundo de la postura y las cargas.

En mayor o menor medida, todos hemos recibido consejos sobre cómo manipular una carga, desde las pesas del gimnasio, los objetos de casa que recogemos o los sacos o cajas de veinte kilos que queremos meter en el coche, por ejemplo. Así, las acciones habituales en la vida cotidiana, o incluso constantes según la profesión, deben ser cuidadas.

A pesar de que la información sobre la postura correcta para manipular una carga que suelen dar los encargados de riesgos laborales es correcta, cuando un paciente llega a consulta y hacemos una valoración completa, vemos que sigue cogiendo dichas cargas tirando de brazos, espalda y de donde puede. ¿Por qué razón? La gran mayoría de las personas que intentan bajar a la posición de cuclillas profunda para coger peso no tienen suficiente fuerza en las piernas, y algunos incluso ni elasticidad para bajar a dicha profundidad. Entonces, ¿qué ocurre? Pues que acaban haciendo fuerza como pueden para movilizar la carga, lo que implica que sobrecarguen o dañen estructuras que no deberían trabajar en esa posición.

Por tanto, la postura es importante, pero dotar al sujeto de unos valores físicos de fuerza y de elasticidad básicos para esa manipulación de carga es la base de que el resto salga bien. No se puede empezar la casa por el tejado. Y ahora llega el gran dilema: ¿qué fue antes, el huevo o la gallina? ¿Qué es lo que le lesiona, no conocer la postura correcta o no tener capacidad física para llevarla a cabo? He aquí la cuestión.

Otro aspecto que hay que tener en cuenta con respecto a nuestro cuerpo es saber precisamente para qué está diseñado. El cuerpo humano está pensado para movimientos como saltar, empujar, traccionar, cargar, girar, lanzar, desplazarse, escalar y algunas acciones más, pero si nos centramos en nuestra columna vertebral, específicamente, está diseñada para flexionar y girar, en menor medida para la inclinación lateral, y aún menos para la extensión e hiperextensión de la columna. En otras palabras, y aunque pueda sonar muy contradictorio o dispar a lo que estamos acostumbrados a escuchar, nuestro cuerpo está diseñado para cargar pesos ayudándonos de la flexión de la columna, y no tanto para lo que se denomina *espalda recta* o tendencia a la extensión de la columna vertebral.

Ahora bien, lo que está claro y lo repetiré hasta la saciedad es que hay que trabajar las estructuras musculares, que son las auténticas responsables del movimiento, para que nuestro cuerpo no sufra y para no generar lesiones.

Para finalizar este apartado, dejo una pregunta para la reflexión: ¿realmente nuestro cuerpo fue diseñado para pasar tantas horas sentado? ¿O ha sido una adaptación que hemos realizado y por esto hoy en día padecemos más dolor de espalda que nuestros antepasados, cuyos trabajos eran más físicos?

Quizá todo pase por ir en contra de nuestra propia naturaleza...

Figura 1.12. Evolución e involución

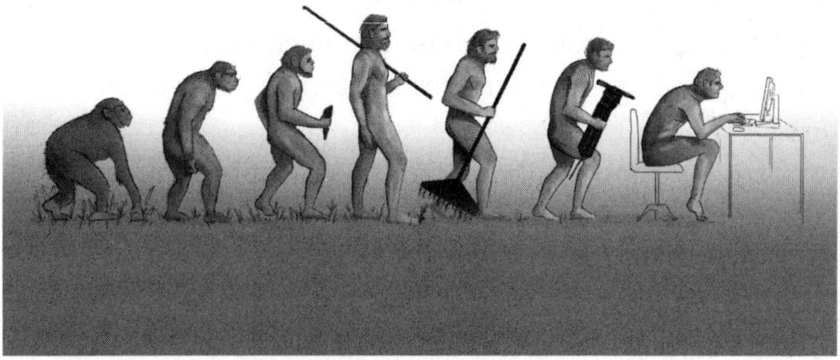

Fuente: Elaboración propia.

2

El dolor y tú

La medicina es de todas las Artes la más noble;
pero, debido a la ignorancia de quienes la practican, y de aquellos que, inconsideradamente,
forman un juicio sobre ella, en la actualidad está
detrás de todas las artes.

HIPÓCRATES DE COS, padre de la medicina

Antes de continuar con las explicaciones, me gustaría reflexio-
nar un poco sobre cómo se ha normalizado el dolor de espalda
y sobre su descuido constante, dando por hecho, en la mayoría
de los casos, que no hay soluciones posibles; que no somos capaces de encontrarlas; que la edad, el sexo o la condición son
una dificultad añadida; y que la recomendación del primer especialista o la vecina de turno debe ir a misa. Suele ser un dolor que altera la vida cotidiana y que no permite dormir con
calidad, trabajar bien, jugar con los hijos, llevar al parque a los
nietos, hacer ejercicio y una infinidad de situaciones ante las
que terminamos cruzándonos de brazos sin remedio.

Así pues, como paciente, es muy importante adquirir conocimiento y entender por qué ocurren algunas lesiones o

dolencias. Desde mi punto de vista, lo principal es asimilar que muchas de las lesiones o enfermedades no me *tocan* aleatoriamente, como una especie de lotería ante la cual no podemos reaccionar, sino que son consecuencia de una serie de hábitos y decisiones que tomamos los propios humanos y que, a largo plazo, nos acaban perjudicando. El estilo de vida, el descanso, la alimentación, el movimiento, el estrés, pasar mucho tiempo en lugares cerrados sin exposición al exterior... y así, en función de cada persona, puede darse una casuística diferente. No todo es fruto del azar, a veces es sólo una respuesta a algo que no se ha hecho correctamente.

Como es mucho más visible con un ejemplo, voy a enumerar algunas de las reiterativas cuestiones que escucho de boca de pacientes que llegan a mi consulta. Algunas de ellas me las hacen directamente a mí, y otras a sus médicos y después me cuentan sus respuestas. Cabe avisar de que no me invento nada, sino que se trata de preguntas reales que recibo en mi día a día y que, en más de un caso, van a ayudarte a aclarar algunas de tus dudas. Seguro que más de una te resultará familiar.

Ejemplo 1

Paciente: «Juanma, tengo una hernia discal. ¿Es porque cojo peso habitualmente?».

Mi respuesta: «No creo que la hernia discal esté ocasionada por este motivo. El problema principal son las posturas a las que sometes tu cuerpo diariamente y, si además coges peso de forma habitual, esto hará que tu hernia discal pueda aparecer a una edad más temprana, pero no es la causa directa».

Además, en estos casos, siempre pregunto al paciente: «Cuando acabas tu jornada de trabajo, ¿qué sueles hacer?

¿Haces algún tipo de ejercicio?». La respuesta que me encuentro con más frecuencia es: «¿Con lo cansado que estoy cuando acabo de trabajar, pretendes que me ponga a hacer ejercicio? Sinceramente, no tengo ganas ni tiempo». Se trata de una de las excusas más habituales en mi consulta.

Después de mucho tiempo trabajando con pacientes con hernias discales y mucho análisis, me gustaría contarte algo: la mayoría de dichas hernias están provocadas por mantener o realizar posiciones repetitivas asociadas a una debilidad y descompensaciones musculares que hacen nuestro cuerpo vulnerable. Muchos pacientes, cuando acaban su trabajo, relacionan descansar con mantener posturas como tumbarse en el sofá a ver la televisión, en lugar de realizar ejercicios de elasticidad y de fuerza para recuperar su tejido muscular y prepararlo para el día siguiente.

Cuando me responden que cómo pretendo que se pongan a hacer fuerza si llevan todo el día en una obra cogiendo sacos y ladrillos, siempre les explico que cargar peso en el trabajo es sobreforzar el cuerpo, mientras que hacer ejercicios de fuerza adecuados y controlados es prepararse para ser más resistente y menos vulnerable.

Ejemplo 2

Paciente: «Qué remedio... Ésta es la herencia que me dejó mi madre...».

Mi respuesta: «Hasta donde yo sé, la herencia genética no llega a tanto. Es cierto que genéticamente puedes adquirir una morfología y fisiología similar a la de tus ancestros, así como, en algunos casos, una malformación funcional que pueda provocar lesiones similares de padres a hijos. Lo que sí es verdad es que generalmente la mayor parte de la población hereda el estilo de vida y los hábitos posturales, alimentarios y de actividad física de sus ancestros. Así pues, con estas variables seremos capaces de desarrollar algunas patologías similares de generación en generación».

Además, para reforzar este argumento, cabe comentar que la mayor parte de personas que achacan su dolor a esta teoría genética no hacen nada por cuidar su cuerpo (bueno, miento, algunos caminan una hora al día, que es mejor que tumbarse en el sofá, pero para mejorar la columna vertebral es incompleto e insuficiente, desde mi punto de vista). No existe conciencia social sobre hacer ejercicio físico para cuidar nuestro cuerpo, por lo que habitualmente encontramos los dos extremos: aquellos que no hacen nada o que caminan un poco o, por el contrario, aquellos que practican una modalidad deportiva que siempre supondrá un rendimiento mínimo y, por tanto, obligarán a sus tejidos a realizar un sobreesfuerzo. Por último, no olvides que no es lo mismo actividad física que deporte: el deporte machaca; y la actividad física, bien enfocada y adaptada, te entrena y te cuida.

Igualmente, esto no es que lo diga sólo yo, sino que existen evidencias científicas que indican, literalmente, que «tener familiares activos aumenta la probabilidad de continuar estando activos, mientras que tener familiares sedentarios aumenta la probabilidad de mantener comportamientos sedentarios». ¿Y tú de dónde vienes? ¿Tienes dolor de espalda y se lo achacas a tu madre, padre o abuela? Deja de ponerte excusas y empieza a trabajar para acabar con tu dolor; más adelante aprenderás ejercicios básicos que te ayudarán a mejorar.

Ejemplo 3

Paciente: «Mi única solución es acudir a un servicio de fisioterapia pasiva (masaje o electroterapia) todos los meses y tomar medicación para el dolor».

Mi respuesta: «Esa *solución* no puede considerarse como tal, ya que estás tratando el síntoma, pero no la raíz. De esta forma, nunca podrás dejar de depender de un fisioterapeuta ni de la medicación. Tendrás períodos mejores, así como también otros terribles. ¿Quieres una verdadera solución? Trata el origen del problema, causado por descompensaciones y desequilibrios biomecánicos que se han generado en el cuerpo, debido a no cuidar correctamente el sistema musculoesquelético.

»Ahora bien, debes tener en cuenta que este tipo de soluciones, que te harán mejorar, e incluso a medio plazo acabar con tu dolor, dependen en un 80 por ciento de ti, de tu esfuerzo, sacrificio y disciplina. Hasta ahora lo único de lo que te has preocupado es de pagar, y poco más. Si realmente quieres solucionar tu problema, invertirás tus preocupaciones y, a medio o largo plazo, te preocuparás menos de gastar dinero. En el momento en el que decidas cambiar, tendrás que preocuparte más de esforzarte cada día para conseguirlo.

»Espera, que te veo venir: ¿Es que no tienes tiempo para hacer ejercicios? Te voy a ser claro: no me cuentes rollos ni me des las excusas que te pones a ti mismo para calmar tu conciencia. Con treinta o cuarenta minutos al día bien organizados en menos de un mes notarás mejorías significativas. Ahora respóndete a la siguiente pregunta: "¿No dedicas cada día más de treinta o cuarenta minutos a entrar en las redes sociales, ver series y tumbarte en el sofá?". Coge tu móvil y abre la aplicación de tiempo de uso, seguro que puedes sacar 30 o 40 minutos fácilmente. Sabemos la respuesta del 95 por ciento de la población, así que si no eres el otro 5 por ciento no te quejes. Me cuesta creer que el ser humano sea tan vago y egoísta, y no generoso y proactivo para cuidarse a sí mismo. Quizá es que yo soy raro de narices, pero es la realidad de cada día».

Ejemplo 4

Paciente: «Ya lo he probado todo y no me funciona nada. La única solución es la cirugía».

Mi respuesta: «Te respondo con base en mi experiencia clínica: la mayoría de los pacientes que me decís esto habéis probado tratamientos para calmar los síntomas con anterioridad, principalmente tratamientos pasivos. No sé qué tipo de vida tienen las personas que acuden a mí, pero ¿en serio que es posible conseguir cosas buenas y deseadas en la vida sin esfuerzo, sacrificio y disciplina? Personalmente debo haber elegido otro camino que no se parece en nada al de ellas. En raras ocasiones me encuentro con pacientes que hayan trabajado su problema físicamente, utilizando técnicas compensatorias musculares, para poder abordarlo desde el origen y lograr restituir su tejido muscular y, por tanto, sus articulaciones. Como mucho han intentado hacer pilates o natación, porque habían escuchado que es bueno para la espalda». Más adelante, hablaremos de este tipo de actividades para que entiendas cuándo, cómo, por qué y para quién pueden ser apropiadas en cada momento del proceso de recuperación de una lesión.

Centrándonos nuevamente en las cirugías, y siempre tratando el tema desde mi experiencia clínica, cada vez recibo en consulta más pacientes operados a los cuales no se les ha resuelto el problema, ya que presentan sintomatología similar a la prequirúrgica. Si éste es tu caso, no te plantees que quizá la cirugía se haya realizado incorrectamente, sino, en primer lugar, si era necesaria realmente. La mayoría de las personas que han sido intervenidas sin éxito de columna vertebral, y sobre todo de hernia discal, culpan al neurocirujano de que la operación no se realizó correctamente.

Ahora bien, cuando reviso con estos pacientes las resonancias magnéticas posquirúrgicas, se aprecia claramente que la cirugía que les indicaron es del todo correcta. Entonces, ¿cuál ha sido el problema? Que como paciente te has equivocado de puerta y, en consecuencia, has tomado la decisión inadecuada. ¿Esto significa que no hay que operarse? No me refiero a esto, creo que hay que operarse cuando es necesario, y para que los profesionales fallemos lo menos posible, hay que tener claras todas las opciones que existen, así como informar a los pacientes. Muchos de los que se sentaron frente a mí, por no decir la mayoría, nunca habían oído hablar de tratamientos de este tipo y, cuando se han sometido a tratamientos basados en técnicas compensatorias y estabilizadoras musculares una vez superada la intervención, han reducido e incluso eliminado los síntomas que la cirugía no logró quitar. Asimismo, algunos hasta han llegado a comentar: «Ahora soy capaz de hacer cosas que antes de operarme no podía, me canso menos y me siento más ágil». ¿Magia? No, ni mucho menos. En este ámbito de la salud y el conocimiento no creemos en magia, suerte, milagros ni nada por el estilo, únicamente creemos en el trabajo, esfuerzo y sacrificio del paciente que ha conseguido restituir su sistema musculoesquelético y, por consiguiente, ha solucionado su problema de una forma mucho más definitiva y no invasiva. Sin embargo, cabe señalar que esto se podría haber hecho en primera instancia, ahorrándonos un proceso quirúrgico de lo más costoso y complejo...

Ejemplo 5

Paciente: «Al tener una hernia discal, ya no podré volver a hacer deporte».

Mi respuesta: «Si realizas un tratamiento correcto del sistema musculoesquelético, podrás hacer deporte y sentirás que físicamente te cuesta menos y que te recuperas muchísimo mejor después de la práctica deportiva». Conozco muchos casos de pacientes que he tratado años atrás que actualmente están haciendo esquí, *snowboard*, alpinismo, enduro tanto en bicicleta como en moto, etcétera. Para mí son modalidades deportivas en las que hay caídas e impactos, que pueden ser bastante severos para la espalda.

En este sentido, comentaré el caso real de uno de mis pacientes más *locos* (lo digo con mucho cariño, como sabe que le tengo, y, además, si algún día lee esto sabrá que me refiero a él) que me encontré hace un par de meses: su pasión es la moto y la bicicleta, pero sobre todo el enduro, y le he tratado en numerosas ocasiones por caídas y golpes. Ahora bien, un día llegó a mi consulta con una sentencia: «Juanma, se acabó, me han diagnosticado dos hernias discales lumbares y estoy roto de dolor. He puesto la moto en venta porque no volveré a montarla más». Yo le dije: «¿En serio? ¿Qué estarías dispuesto a hacer para seguir montando en moto salvajemente?». Me respondió: «Lo que quieras, pero esto no tiene buena pinta». Y yo le contesté: «Si quieres te ayudo, pero que sepas que esto se puede arreglar y sólo depende de ti. Yo doy por hecho que voy a poner de mi parte». Esto ocurrió hace casi seis años y, después de esta conversación, él decidió empezar a cambiar sus hábitos. Hasta ese momento la moto y la bicicleta eran su ocio de fin de semana, y el único ejercicio que hacía, porque además le ayudaba a liberar la cabeza de las tensiones y el estrés del día a día. Así pues, se puso a realizar el tratamiento y tardó seis meses en finalizarlo. Hay que tener en cuenta que el dolor desapareció a partir del día 40 o 45 aproximadamente, pero como quería hacer actividades bruscas había que prepararle para lo peor, en su caso, las caídas. El amigo trabajó durante seis meses, una hora aproximadamente los siete días de la semana, hasta que le di el alta.

Puestos en situación, volvemos a emplazarnos dos meses atrás: le encontré por la calle y, después de tres años sin vernos, le pregunté: «¿Cómo estás?» (muy original, como puedes ver). Su respuesta fue: «Juanma, llevo desde la última vez que te vi (hace tres años) sin pisar un fisio. Eso sí, los ejercicios que me entregaste el día del alta son como lavarme los dientes, porque los hago todos los días. He tenido caídas y golpes, pero la espalda, como si nada. ¡Estoy hecho un toro!». Quien trabaja tiene resultados, y él sabe que ése es el precio que pagar por hacer lo que más le apasiona.

Este caso es el primero que me ha venido a la mente, pero conozco muchos más, y con todo tipo de deportes. Aunque éste es un ejemplo de éxito, también hay algunos casos de fracaso, en los cuales acabo cortando el tratamiento del paciente por todo lo contrario, es decir, por no implicarse en su recuperación. ¿Para qué inviertes tiempo y dinero en algo que no te tomas en serio y en lo que no das tu cien por cien? Repito, ¿crees que habrá alguien más interesado en cuidarte que tú mismo?

Ejemplo 6

Paciente: «Mi médico me hizo una radiografía y me dijo que está todo bien».

Mi respuesta: «Esta situación es muy habitual, más de lo que debería. En una radiografía, objetivamente, pueden apreciarse lesiones óseas, pero si realmente quieres una valoración correcta y completa necesitarías una RMN [resonancia magnética nuclear]. Además de esta prueba, sería conveniente realizar una valoración funcional personalizada para saber si existen alteraciones mecánicas en tu cuerpo que puedan vincularse a las imágenes de radiodiagnóstico. De este modo, se podría diseñar un tratamiento específico.

Esta valoración funcional para detectar si existen alteraciones mecánicas, traducido al idioma de la calle, significa realizar una serie de test que nos indiquen si tu musculatura y tus articulaciones se mueven correctamente. A su vez, mi razonamiento siempre suele ser el mismo: si tu cuerpo está diseñado para moverse y el sistema musculoesquelético, que es el responsable del movimiento, no está funcionando correctamente, ¿cómo crees que estará tu cuerpo? Te voy a explicar un símil para que lo entiendas más fácilmente: si tu coche tiene cuatro ruedas y una de ellas se ha bloqueado y no gira, ¿cómo está tu coche para circular? La respuesta es que está igual de mal que tú».

Este tipo de valoraciones suelen hacerlas los fisioterapeutas, aunque no todos, y no tienen nada que ver con las típicas pruebas de diagnóstico tradicionales que se realizan a nivel médico, sino que son una serie de valoraciones biomecánicas funcionales que nos dan la información de cómo está el sistema musculoesquelético.

Otro colectivo que debería estar capacitado para llevarlas a cabo son los profesionales de Ciencias de la Actividad Física y el Deporte. Sin embargo, no se les considera oficialmente sanitarios, aunque son los que se supone que estudian el movimiento del cuerpo humano, por lo que la ley no les deja hacer una valoración con fines sanitarios. Por otro lado, y lo digo con mucha tristeza, ya que yo pasé por las aulas en esa formación, tampoco tienen ni idea de cómo realizar una valoración biomecánica en un caso en el que existan lesiones, porque como la ley no les capacita en su currículo tampoco se incide demasiado en ello. Este detalle lo he vivido en primera persona como alumno hace años y últimamente lo he visto en los titulados que me ha tocado contratar para mi equipo. No saben tratar con lesiones, pero a su vez les enseñan sobre readaptación de lesiones. Te estoy liando, ¿verdad? No me extraña. En resumen, como la ley no les deja hacerlo, ¿para qué van a aprender a hacerlo? Ahí lo dejo, y así nos va. Por tanto, de cara a ti y a tu dolor, intenta buscar algún profesional que te valore. Personalmente, incluso realizo videoconsultas con algunos pacientes lejanos. Es cierto que se necesita un poco más de destreza y experiencia para ello, pero es posible.

Según la información que puede encontrarse en la página web del Hospital Clínic de Barcelona, para el diagnóstico de una hernia discal debería recabarse la siguiente información:

- Historia médica y examen físico.
- Tras revisar el historial médico del paciente, se realiza un examen de la columna.
- Examen neurológico para detectar debilidad o pérdida de sensibilidad.
- Prueba de elevación de la pierna recta (SLR). Esta prueba predice de manera muy exacta una hernia de disco en pacientes.
- Para ayudar a confirmar un diagnóstico de hernia de disco, se puede recomendar un estudio con imágenes de resonancia magnética (MRI). Este estudio puede crear imágenes claras de los tejidos blandos como los discos intervertebrales.

La valoración funcional, desde mi punto de vista, sería el añadido perfecto para recabar información sobre cómo se mueve el paciente, pero queda claro que, según uno de los hospitales de mayor trayectoria sanitaria e investigadora de España, una radiografía (Rx) no es suficiente.

Así pues, la medicina en sí misma es confiable y certera, pero su aplicación depende del profesional con el que tratemos. Por eso es fundamental que el paciente conozca las opciones que existen, las características de su cuerpo y las alternativas sobre las que él mismo puede trabajar. Como siempre, la información es poder.

Ejemplo 7

Paciente: «La solución para mi dolor es el reposo».

Mi respuesta: Como te contaba anteriormente, nuestro cuerpo está diseñado para el movimiento y no para el reposo. Evidentemente, cuando estamos enfermos, no tenemos ganas de movernos. Ahora bien, para una lumbalgia, por ejemplo, el reposo no es la mejor opción. Antes de la década de los ochenta, era la recomendación más habitual, pero posteriormente y según algunos autores como Waddell (1987), «las recomendaciones de los profesionales de la salud para tratar el dolor han cambiado del reposo a minimizar o eliminar el reposo en cama y, en cambio, mantenerse activo».

Hoy en día continúo recibiendo pacientes con una simple lumbalgia, sin lesiones añadidas, a quienes les han recomendado el reposo, lo que demuestra la falta de actualización en cuanto a las recomendaciones y avances en el campo de la salud. Ni tanto, ni tan poco. Es decir, en un estado agudo de dolor, tampoco es cuestión de ponerse a andar diez kilómetros, nadar o matarse con el pilates y el yoga, pero la nula actividad no ofrece soluciones a largo plazo. ¿Cuál es entonces el punto intermedio? Reposo no, pero tampoco vale cualquier ejercicio o movimiento. Por eso hay que conocer la mecánica del cuerpo en estado patológico, para que el paciente consiga aliviar sus molestias.

Hace dos días, sin ir más lejos, traté una paciente a la que su médico le había recomendado reposo durante quince días, y unos antiinflamatorios y relajantes musculares. Acudió a mi consulta porque, tras esos quince días, había mejorado ligeramente, pero no aguantaba el dolor y estaba de baja laboral. Además de estas recomendaciones, su médico le aconsejó que no la *tocase* nadie (no sé si se refería a su pareja o a los fisioterapeutas). Bromas aparte, seguro que esta historia de mi paciente te resulta familiar y, si te ha ocurrido a ti o a alguien cercano, no te preocupes, porque un poquito más adelante te hablaré de si deben tocarte o no cuando padeces un episodio de dolor agudo de este tipo.

Asimismo, la ciencia refrenda que cualquier cantidad o tipo de movimiento es ventajoso sobre el reposo o sedentarismo para contribuir a la prevención o incluso a la mejora del dolor de espalda crónico. Además, incide en un detalle importante: los pacientes con dolor crónico tienden a tener más éxito cuando la actividad física se adapta a sus necesidades y limitaciones. Como con cualquier enfermedad o dolor, no se pueden ofrecer soluciones o tratamientos generales y estandarizados, sino que hay que prestar atención al caso concreto para que la recomendación sea exitosa.

La natación es fabulosa, pero habrá pacientes para quienes no sea la solución más inmediata y, en primer lugar, tendrán que pulir sus limitaciones para poder afrontar esa actividad en el futuro sin dolor, y para utilizarlas a su favor. Todo ejercicio mal ejecutado, en las condiciones menos propicias, es nocivo. Antes de recomendar hacer pilates, pensemos si estamos bien preparados para ello.

Ejemplo 8

Paciente: «Si sufres lumbalgia, que no te toque nadie».

Mi respuesta: «El consejo debería ser "que no te toque nadie que no sepa lo que está haciendo". Yo te recomiendo buscar a un profesional que trate tu dolor, puede ser tocándote o no. Si fueses mi paciente y te tuviese delante, puede ser que inicialmente te tocase, y lo acompañaría con una serie de técnicas activas correctivas adecuadas a tu dolor. Por el contrario, si te tuviese lejos, te aplicaría únicamente la parte activa del tratamiento, y el resultado sería el mismo con la diferencia de que en tu caso lo habrías conseguido plenamente tú. Si tu médico te aconseja que nadie te toque, es muy posible que él no sea la mejor opción.

Por otro lado, entiendo que la suya es una posición muy conservadora, y puede que la razón sea que le hayan llegado cientos de casos que fueron a fisioterapia y que volvieron peor. Por este motivo, aplica el dicho de muerto el perro se acabó la rabia. Con todo, imagino que tú necesitas soluciones y no parches, por lo que debes buscar un buen profesional que te ayude, aunque también por experiencia te indico que, a corto o medio plazo, debes aprender una serie de ejercicios específicos para prevenir ese dolor o incluso curarlo. Así, sólo dependerá de ti, o al menos en gran medida, y podrás auto-solucionar el problema.

Por último, quiero romper una lanza a favor de tu médico, aunque muchos dan este consejo a sus pacientes. Ante todo, puede que no sean especialistas en lesiones mecánicas y su dolor, y que desconozcan que hay profesionales que se dedican al dolor mecánico (digo profesionales porque no se puede hablar de fisioterapeutas, osteópatas, quiroprácticos, rehabilitadores y cualquier otra profesión del sector). No obstante, y siendo honestos, que alguien tenga una titulación no quiere decir que sepa tratar a una persona aguda. Precisamente por esto es muy habitual escuchar en consulta: «Ya es el tercer fisioterapeuta al que voy, pero esto no me lo hicieron». Todos hemos estudiado lo mismo, pero en la calle cada uno ha seguido un camino de formación y conocimiento distinto, y se ha convertido en mejor o peor profesional. ¿Acaso no conoces albañiles, carpinteros o electricistas muy profesionales, y a otros que no lo son tanto?

Asimismo, ¿por qué hoy en día se siguen aplicando tratamientos conservadores cuando hay mejores opciones y, además, está evidenciado que no son eficaces? Cada persona es un mundo. Cada uno tiene su forma de interpretar, entender y aplicar las cosas, en la vida, en las relaciones y, cómo no, en el trabajo. La medicina, bajo el prisma de la interpretación subjetiva y personal, tiene el contra de que puede beneficiar o perjudicar al paciente, y por eso se hace más evidente o llamativo. He de indicar, pese a todo, que esto es sólo una realidad con la que convivimos y no pretendo atacar o ir contra nadie. Trabajo codo con codo con médicos de atención primaria, de urgencias y especialistas en diferentes áreas, y sé de buena tinta que hay grandísimos profesionales que adoran su vocación y que saben que la colaboración entre las distintas especialidades y el contraste de opiniones es clave a favor del bienestar de los pacientes. Simplemente hay que saber dar con ellos.

Ejemplo 9

Paciente: «El médico me ha recomendado natación, pilates o yoga para el dolor de espalda o para mis hernias discales».

Mi respuesta: «En rara ocasión si tienes dolor de espalda te aconsejaría este tipo de deportes o actividades. Inicialmente no recomendamos ejercicios que supongan utilizar el sistema musculoesquelético a nivel global, sin saber previamente si cada una de las piezas relacionadas con la dolencia que presenta el paciente funciona correctamente de forma analítica e independiente, para que posteriormente puedan formar parte de un sistema de movimiento global».

¿Qué significa esto? Adaptado a una persona que no tenga conocimiento sanitario, quiere decir que yo primero tengo que saber cómo funcionan tus tobillos, rodillas, caderas, hombros, codos y otras partes de la espalda a nivel muscular y articular, antes de prescribirte un ejercicio físico global (por *global* entiendo que usas simultáneamente la musculatura de diferentes zonas). Por esta razón, primero hay que valorarte biomecánica y funcionalmente y, si encuentro restricciones relacionadas con tu dolor, buscaremos soluciones y las repararemos. Entonces ya podrías realizar con mayor seguridad actividades globales, porque, como todo en la vida, reduciríamos el riesgo y sería más posible que no fracasases en el intento.

Personalmente, hay circunstancias que me llaman la atención y, cuando los pacientes acuden a mí con esta pauta, siempre les pregunto: «¿Usted nada técnicamente bien?». Si la respuesta es: «Lo justo para no hundirme», no puede decirse que esa persona haga natación ni que vaya a extraer a bote pronto todos los beneficios de la práctica. ¿Cómo se puede recomendar a una persona con dolor una actividad física que no domina? ¿Acaso montarías en bicicleta si no supieras? Espero que estas reflexiones te aclaren el concepto un poco más y te permitan sacar tus propias conclusiones. A veces me da la sensación de que si a algún paciente, en lugar de hacer natación, le dicen que debe saltar de un puente, lo haría. Como me leerás en más de una ocasión, uno de los objetivos de este libro es empoderarte y darte conocimientos para que tomes tus propias decisiones y, en cierta medida, puedas plantear o rebatir si las recomendaciones que te hacen son las mejores opciones.

Ejemplo 10

Paciente: «Lo que tengo que hacer para aliviar el dolor es caminar».

Mi respuesta: Aquí se abre la caja de los truenos, ya que este tema daría para un libro entero. Caminar parece ser la panacea, el milagro de cualquier dolor. Voy a intentar resumir mis ideas de forma clara con algunos ejemplos:

- Si, por ejemplo, tienes una lesión en una pierna y cojeas, tu marcha va a ser errática. Por tanto, caminar cojeando no es demasiado saludable para la columna. ¿Acaso te irías de viaje con tu coche si tuviese una rueda pinchada? Pues bien, tampoco es recomendable caminar con una pierna pinchada.
- ¿Qué significa caminar como deporte? Lo es para aquella persona que realiza rutas senderistas de un cierto volumen de kilómetros y con ciertos desniveles, en los que su sistema cardiorrespiratorio se pone a prueba. Si hablamos de andar cuarenta y cinco minutos de paseo por el parque, por parte de una persona sana de cuarenta años, no se podría considerar deporte. Pero, si lo extrapolamos a alguien de ochenta y cinco años, entonces sí.
- Aunque no lo parezca, caminar se considera una actividad de impacto para una espalda en estado agudo. Por tanto, en estadios agudos de la lesión, yo, personalmente, lo desaconsejo.

Así pues, no podemos caminar sin más pensando que es una solución automática al dolor de espalda o de lesiones como hernias discales en la columna vertebral. Obviamente, es mejor que no hacer nada, pero tiene menos efecto que tratamientos convencionales como farmacológicos o fisioterapia pasiva. Por tanto, a esos pacientes que se excusan diciendo: «Pero caminar es mejor que estar en el sofá, ¿no?», les respondería: «Pues claro que sí, y mejor que media hora fumando o comiendo bollos, pero no es más que una respuesta fácil y acomodada para calmar conciencias».

Ejemplo 11

Paciente: «La solución para mi dolor es fortalecer la espalda».

Mi respuesta: Si te han recomendado fortalecer la musculatura de la espalda para tu dolor, es posible que te identifiques con esta situación que me encuentro habitualmente en consulta. Te pongo en situación: un paciente que sufre dolor de espalda (puede ser con diagnóstico de hernia discal, o simplemente por malas posturas repetidas) me dice: «El médico me recomendó unos ejercicios de fortalecimiento. Llevo tres meses haciéndolos en el gimnasio y hay días que estoy igual o peor que incluso al principio». Yo siempre respondo: «Normal», a lo que me replica: «Pero ¿cómo va a ser normal? Si me lo mandó el médico, algo sabrá, ¿no?». Evidentemente que «algo sabrá», pero del funcionamiento del sistema musculoesquelético, no es de lo que más sabe.

En la mayoría de los casos (lógicamente hay excepciones), si sólo fortaleces la espalda, la compresión entre vértebras aumentará y normalmente la sintomatología empeorará. Cualquier persona que haya sometido su cuerpo a trabajo de fuerza en el gimnasio acaba observando cómo la tendencia del tejido muscular es el acortamiento o la rigidez y, por tanto, reducir la movilidad. Si tienes una lesión o dolor y te centras únicamente en fuerza, acabarás incrementando la compresión articular, así como la rigidez de músculos y tendones.

Evidentemente, y como siempre comento, no se puede generalizar, por lo que hay que valorar cada caso. Habrá personas cuyo único problema será la debilidad muscular y, haciendo una rutina de espalda, mejorarán. Pero antes de empezar, intenta saber por qué te duele la espalda y, después, ya pasarás a la acción con la opción más adecuada.

Ejemplo 12

Paciente: «Conozco a personas que se han curado de hernia discal con tratamientos totalmente pasivos o farmacológicos».

Mi respuesta: Esta afirmación es muy habitual hoy en día, pero no olvidemos que vivimos en la era de la comodidad, y que falta disciplina, sacrificio y esfuerzo en un porcentaje muy elevado de la sociedad. Espero que no sea tu caso, porque las personas que quieren curar su espalda y la mayor parte de lesiones o patologías que se conocen actualmente tienen que estar dispuestas a sacrificarse por sí mismas y por su salud. Siempre que me hacen este tipo de comentarios incido en la siguiente pregunta: «¿Realmente has conseguido algo bueno en tu vida sin esforzarte para lograrlo?». Espera, no respondas aún, deja de leer y reflexiona unos minutos. Piensa en aquello que tienes y que más valoras, y responde: «¿Realmente no te costó esfuerzo?». Más del 95 por ciento de las cosas buenas que tenemos o que hemos logrado en nuestra vida están ligadas a estos valores.

Volviendo a la afirmación anterior sobre los tratamientos, lo normal es que calmen la sintomatología, pero en el momento en el que se retomen los hábitos posturales del día a día y se elimine dicho tratamiento pasivo (ya sea farmacológico o de otra índole), lo más probable es que, en poco tiempo, regresen los dolores, incluso con mayor intensidad. Así, si sufres de la espalda, sin traumatismos agresivos, es porque has llegado hasta este punto (como la gran mayoría) por malos hábitos posturales repetidos diariamente durante varias horas, y sobre todo porque no has cuidado y no has entrenado tu cuerpo para soportarlos. Éste es uno de los objetivos de este libro: hacerte resistente y entrenarte para tu vida, para que seas capaz de controlar y vencer tu dolor *crónico*. No obstante, las soluciones quirúrgicas ya son otra historia, porque serían reparaciones físicas invasivas, en las que ahondaremos con mayor detalle más adelante.

Ejemplo 13

Paciente: «Aunque me compré una silla que se adapta a mi espalda para el trabajo, me sigue doliendo y no aguanto sentado demasiadas horas».

Mi respuesta: ¡Cuidado! Antes de seguir leyendo, prepárate, porque te voy a decir una verdad como un templo. En muchos casos, el problema no es la silla, el colchón, el sillón, el coche, etcétera, sino tú. Ahora es cuando vas a pensar: «Vaya profesional... Me dice que el problema a mi dolor de espalda soy yo». No te preocupes, has pensado de forma correcta, la mayoría de las personas siempre achacan la aparición del dolor o convivir diariamente con él a sillas, colchones, coches, pesos, etcétera. Tengo que señalarte que, si analizas tu conducta, o la de tu entorno cercano, observarás que en gran parte de las ocasiones siempre que ocurre algo negativo (un proyecto inacabado a tiempo, un error en el trabajo, etcétera), la culpa es de otra persona o de otra cosa que te rodea, y muy pocas veces asumimos la de nuestros actos. En el caso del dolor, pasa exactamente lo mismo.

Pero ¿qué ocurre realmente? Sencilla y llanamente, que tu cuerpo no está preparado para aguantar esas posturas durante horas, días, semanas y años. Cuando algún paciente me escucha decir que para trabajar ocho horas sentado en la oficina correctamente hay que entrenar, me responde que me he vuelto loco. ¿Entrenar para sentarse? Pues sí, porque cualquier postura repetida necesita un sistema musculoesquelético trabajado a base de fuerza y resistencia para aguantar de manera apropiada. Pasa lo mismo con los trabajos físicos, tienes que entrenar la musculatura adecuadamente para que resista esas posturas y cargas. En caso contrario, los trabajadores de tanto un ejemplo como el otro acabarán sobrecargando sus cuerpos y, por tanto, sufrirán lesiones.

Así pues, este libro te va a hacer ahorrar dinero, antes de cambiar tu colchón, silla, sofá o coche. ¿Y por qué no cambias tú? Ya sé que cuesta esfuerzo, que no tienes tiempo, bla, bla, bla. No te pongas más excusas y lucha por ti y por tu salud. Deja de gastar dinero en fajas, tirantes para hombros y cientos de cosas más que no funcionan, y empieza a invertir en ti. Siento decirte que el esfuerzo, la disciplina, el sacrificio y la constancia no se venden en tiendas ni en internet, pero el conocimiento sí se puede comprar e integrarlo. ¿Es duro? Claro, como todo lo bueno, que es difícil de conseguir. No pierdas más tiempo leyendo si esta filosofía no es para ti. Si esperas milagros, sólo los hago los domingos y normalmente no trabajo.

Ejemplo 14

Paciente: «Estoy cogiendo los pesos y agachándome como me indicaron en prevención de riesgos laborales, pero a mí me sigue doliendo la espalda».

Mi respuesta: «El problema no es agacharse para coger la caja, sino saber si, al hacerlo, tienes la suficiente fuerza o la necesaria movilidad articular. La mayor parte de la población hoy en día presenta musculaturas rígidas y debilitadas. Esto acaba provocando pérdida de movilidad articular al aumentar la rigidez muscular y problemas de estabilidad para aguantar los desequilibrios de la vida cotidiana. El resultado es la patología estrella de nuestra era: la artrosis articular».

Si piensas un poco en esto que te explico, llegarás a una conclusión. ¡Venga, te ayudo! Pero ve cambiando el chip, porque quiero que empieces a razonar por qué ocurren las cosas. Así, si la mayor parte de la población que acude a consulta presenta musculaturas rígidas que acaban reduciendo la movilidad articular, ¿por qué se reduce la movilidad? Porque al aumentar la rigidez muscular las estructuras óseas que forman una articulación rozan más entre ellas, debido a la retracción que ha sufrido el músculo, lo cual favorece una mayor compresión articular y, por tanto, hay el riesgo de incrementar la aparición de deterioros articulares como la artrosis.

Por otro lado, como indicábamos anteriormente, si además de rigidez presentas debilidad, esto significa que tu músculo no hace el trabajo de estabilización articular cada vez que realizas un movimiento o mantienes una postura. En consecuencia, debes dar más responsabilidad de estabilización a la articulación y al hueso, cuando éste no es su trabajo. Pero para que veas lo majo que es el cuerpo, lo aguanta durante unos años, hasta que acabas sufriendo un desgaste por exceso de carga.

Por tanto, si quieres cuidar tu sistema esquelético, te recomiendo que inviertas en tu sistema muscular, para evitar lesiones futuras y conseguir un envejecimiento de calidad.

Ejemplo 15

Paciente: «¿Qué opinas de los tratamientos que indican "Cure su espalda en pocos días y vuelva a sonreír"?».

Mi respuesta: «Voy a ser claro y tajante: en salud, la magia o la suerte no existen. Por tanto, es posible que estos tratamientos reduzcan el dolor y los síntomas, pero no curan la espalda, es decir, no atajan el problema de raíz. Recuperar la espalda depende, en un 80 por ciento, de uno mismo y de un compromiso de trabajo a largo plazo».

En cuanto a estas declaraciones, cabe señalar que existen cientos de condicionamientos, expresiones o frases populares que se dan por válidas sin contrastarlas adecuadamente. No hay que creer ni tomar como cierto todo aquello que, en su día, sirvió a alguien diferente a ti. Hay que contrastar, trabajar, aprender y probar.

En este punto del libro, ya debes haber entendido las bases de mi filosofía a la hora de buscar una solución a las lesiones de la columna vertebral. Si quieres aprender más sobre tu espalda, tu salud y tu cuerpo, sigue leyendo, porque aún queda mucha más información, que estoy convencido de que te resultará útil. Sigo acompañándote en este viaje para acercarte a esa calidad de vida y de bienestar que seguramente tanto anhelas...

3

Juguemos a los médicos: aprende a interpretar qué te dice tu cuerpo cuando le preguntas

> La Naturaleza es una gran armonía en la que sólo existe un progresivo desarrollo orgánico, y la enfermedad se produce cuando se destruye esta armonía en el cuerpo.
>
> PARACELSO, médico

Un aspecto muy relevante en la recuperación de lesiones es el diagnóstico, por lo que, si diagnosticas mal, evidentemente tratarás mal a un paciente. Esto es extrapolable a muchos ámbitos de la vida: reparaciones de vehículo, averías eléctricas, humedades en la pared, etcétera. Si diagnosticas mal estos problemas, aportarás soluciones erróneas y, por tanto, tardarás más tiempo en lograr el objetivo, incurriendo en un proceso de ensayo-error y ensayo-acierto.

Por este motivo, quiero facilitarte ideas que te permitirán aproximarte al origen de tu problema. Sin duda, esto no es sencillo ni aplicable a todas las personas; el propósito es que aprendas a valorar tu espalda de una forma global y que intentes identificar los síntomas que sientes en tu cuerpo, para que sepas reconocer la lesión o patología que puede que tengas. Por el contrario, si quisieras un diagnóstico clínico real y total, deberías acudir a un profesional sanitario y solicitar pruebas diagnósticas pertinentes, así como que te realicen una exploración mucho más especializada para detectar la posibilidad de hallazgos clínicos (lesiones) de mayor relevancia relacionados con tu sintomatología.

Con todo, esta guía te permitirá saber más sobre tu dolor. Ahora bien, también debes tener en cuenta que la mayor parte de los pacientes que acuden a consulta con dolores de espalda, definidos muchas veces por profesionales como idiopáticos, es decir, de causa desconocida, no tienen lesiones diagnosticadas, más allá de restricciones y debilidades musculares por no trabajar el cuerpo correctamente. Por esta razón, con esta información el 80 por ciento de las personas podrán saber un poco más sobre su dolor, simplemente identificando sus síntomas. Además, en capítulos posteriores, aportaré soluciones básicas que igualmente te podrán ayudar a mejorar el dolor de espalda. En cambio, el otro 20 por ciento es posible que padezca lesiones de mayor relevancia y que necesiten la intervención de un profesional especializado para que les diagnostiquen y les den soluciones. No obstante, esta información igualmente te servirá, ya que tendrás más conocimiento y herramientas para hacer frente a la lesión que te determinen.

Antes de comenzar, debes considerar que se trata de valoraciones básicas, adaptadas a personas sin conocimiento sanitario. A nivel de consulta trabajamos con valoraciones similares, aunque más completas y supervisadas por un experto. Por esto, la información que puedas obtener sobre tu dolor y tu cuerpo te aportará conocimiento, pero nunca será una herramienta de diagnóstico sanitario. Además de conocer test o síntomas, debes informarte sobre tu cuerpo, y no es el caso de la gran mayoría de las personas que leen este libro.

A continuación, iniciaremos la evaluación de las diferentes zonas de la espalda y hablaremos de las lesiones más habituales que surgen en consulta. Asimismo, es importante que sepas que únicamente vamos a trabajar con síntomas, y que puedes encontrar lesiones con síntomas similares o incluso compartidos entre unas y otras. Por este motivo, nunca consideres tu opinión como un diagnóstico si no tienes un conocimiento sanitario de base.

Sin más dilación, procedemos a analizar el dolor y las lesiones con sus síntomas en cada zona. El orden que he elegido para detallarlas es, simplemente, de más a menos frecuentes, a partir de mi experiencia en consulta. De esta forma y por pura estadística, la mayor parte de los lectores comenzarán a dar luz a su caso muy pronto.

3.1. Tipos de dolor

En primer lugar, debes saber identificar los diferentes tipos de dolor que puedes sentir, en función de la lesión que sufras. Los principales son tres: dolor local, dolor irradiado y dolor referido. A continuación, voy a explicarte las características de cada uno de ellos y si son aplicables a las zonas que componen la columna vertebral.

De esta forma, sabrás inicialmente cuál es tu tipo de dolor, aunque es posible que padezcas más de uno de forma simultánea. Si crees que es tu caso, no te preocupes, porque es muy habitual.

3.1.1. Dolor local

El paciente suele sentir este dolor en una zona específica o concreta, por ejemplo, en la parte lumbar (más adelante revisaremos las tres partes principales de la espalda). Puede estar ocasionado por diferentes tipos de lesiones y se caracteriza por ser constante o intermitente, y de intensidad baja, media o alta, la cual varía en función de la tolerancia al dolor de cada uno. En este sentido, hay personas más vulnerables y otras que resisten más, por lo que debes identificar qué intensidad es la tuya. Como orientación, acostumbro a indicar a mis pacientes que, en una escala de dolor del cero al diez, el cero sería la ausencia total de dolor y el diez sería sufrir un dolor insoportable sin poder moverse e incluso necesitar medicación. También es importante determinar si el dolor es igual de persistente en todas las posiciones, o si mejora o empeora cuando te mueves o te colocas de cierta forma. Ahora, ¿qué intensidad es la tuya?

3.1.2. Dolor irradiado

Se trata de aquel dolor que se irradia hasta otra zona, como su propio nombre indica. Los más habituales en la columna vertebral lumbar son los irradiados hacia las piernas, llegando en algunas ocasiones hasta los dedos de los pies. Si nos fijamos en la columna cervical, los más comunes son los que van hacia la cabeza (sien y ojos incluidos), que muchas veces se confunden con las migrañas. Otro dolor irradiado muy frecuente es hacia los brazos, pudiendo llegar hasta los dedos de la mano. Con respecto a la zona dorsal, es muy común tener dolores irradiados hacia la parte costal, por un lado u otro, dependiendo de la lesión.

En cuanto a sus características, puede ser agudo, intenso o sordo y, al igual que el dolor local, puede ser continuo o intermitente, variando incluso en función de las posturas. Además, en la mayoría de las ocasiones, denominamos este tipo de dolor como nervioso, porque suele provocarse cuando la raíz nerviosa se somete a presión. A su vez, la presión puede estar provocada por estructuras óseas, musculares o tendinosas principalmente, y a veces puede ir acompañada de sintomatología como hormigueo, pérdida de sensibilidad o de fuerza, sensación de quemazón o lo que muchos pacientes denominan como dolor tipo eléctrico, una sensación de corriente en la zona puntual o continua. Asimismo, aunque por suerte no es demasiado frecuente, este dolor también puede ir asociado a disfunciones de la vejiga o afectar al control intestinal.

3.1.3. Dolor referido

El dolor referido es aquel que se localiza en una zona diferente de donde se encuentra la lesión, la cual está provocando la sintomatología. El ejemplo más claro y familiar es el dolor del brazo cuando se produce un infarto de miocardio. Si extrapolamos esto a la columna vertebral, el paciente puede sufrir un dolor en la cadera, sin uno de lumbar, y que esté originado, por ejemplo, por una compresión de la raíz nerviosa a nivel lumbar, lo que provocaría el dolor en la cadera. En este caso, si enfocamos el tratamiento a la cadera, no se estará tratando la causa de la lesión, motivo por el que es importante fijarse en los detalles a la hora de diagnosticar.

Por otro lado, en la zona cervical puede ocurrir exactamente lo mismo, con un dolor en un brazo y con origen en la columna cervical y en la parte dorsal. Normalmente, cuando el paciente acude con un dolor en la zona del pectoral o en el pecho, está provocado por una lesión en la columna dorsal o simplemente en la musculatura estabilizadora de la espalda dorsal.

Tras explicar los tres principales tipos de dolores que puedes detectar en tu espalda, vamos a detallar la sintomatología de las lesiones de la columna más habituales. Esto te permitirá identificar si sufres estos síntomas o si los has sufrido en alguna ocasión.

3.2. Dolor lumbar

Empezaremos con el dolor lumbar, el más habitual en consulta y, según las estadísticas, el que más afecta a la población. Tanto si trabajas en una posición sedentaria como si no, el centro de gravedad de nuestro cuerpo está en la zona de la faja lumbar y, por tanto, esta parte participa en la mayoría de movimientos que realizamos. Por este motivo, es fundamental salvaguardar las estructuras directas de la columna lumbar, además de aquellas más alejadas que participan en su movilidad y estabilidad para convertirlas en plenamente móviles y fuertes.

Asimismo, ¿qué aspectos hay que tener en cuenta para valorar la espalda lumbar? Lo primero que debes saber es que muy probablemente el dolor no está ocasionado por la lumbar, aunque sufras en esta parte e incluso tengas diagnosticada una hernia discal, por ejemplo. A su vez, habitualmente, la zona más afectada en pacientes con dolor de espalda lumbar es la cadera, en algunos casos una, y en otros incluso las dos caderas. Muchos pacientes presentan limitaciones de movimiento de la cadera ocasionadas por restricciones y rigideces musculares, así como niveles deficitarios de fuerza en estabilizadores de la cadera. Además, otro de los puntos débiles de los dolores de espalda lumbar son los déficits detectados en los músculos de la faja abdominal.

En definitiva, de aquí debemos extraer que no hay que poner el foco únicamente en la zona donde te duele, sino tener en cuenta otras partes más alejadas del foco de dolor, que pueden acabar siendo las culpables del dolor de espalda lumbar que padeces. A continuación, te detallo una serie de patologías y sus síntomas, que te permitirán saber más sobre tu espalda lumbar para proseguir con la construcción de tu caso personal y así esclarecer algunos de los posibles motivos por los que tienes dolor.

3.2.1. Hernia discal lumbar

Con frecuencia, las hernias de disco, incluso aquellas evidenciadas en pruebas de diagnóstico por imagen como la resonancia magnética nuclear (RMN) o la tomografía computarizada (TC), no manifiestan síntomas. De hecho, a medida que nos hacemos mayores, los casos de hernias discales asintomáticas por causa del envejecimiento de los discos aumentan. Atendiendo a su sintomatología, una hernia discal lumbar puede tener diversos síntomas que van desde un dolor leve hasta uno debilitante. Este dolor puede intensificarse con el movimiento y se agrava al esforzarse, toser, estornudar o inclinarse hacia delante. Además, el dolor puede irradiarse a lo largo de las extremidades inferiores si existe algún nervio afectado.

Aparte del dolor, otros síntomas comunes que puede causar una hernia discal son el entumecimiento y la debilidad muscular y, en casos más graves, la parálisis parcial en la extremidad afectada. Excepcionalmente, si la hernia ejerce una presión significativa sobre la médula espinal, puede resultar en debilidad o parálisis en ambas piernas. También puede haber compresión de la cola de caballo, un grupo de nervios en la zona lumbar, lo cual puede llevar a la pérdida del control de la vejiga y del intestino. Ante la aparición de estos síntomas graves, es esencial buscar atención médica inmediata y no intentar resolverlo por cuenta propia ni dejar pasar el tiempo.

3.2.2. Ciática

Se trata de un dolor irradiado, haciendo referencia a los definidos con anterioridad, que habitualmente afecta a un lado del cuerpo y se extiende por la parte posterior de la pierna. También puede ir acompañado de dolor lumbar y, en este caso, se denomina lumbociática o lumbociatalgia. El dolor suele ser ardiente, punzante o como si recibieras pinchazos y, aunque empieza en un solo lugar, puede desplazarse a otras áreas. En esta lesión, otros síntomas que suelen aparecer son la sensación de hormigueo, pudiendo llegar a ser persistente o punzante a lo largo del nervio afectado. En ocasiones, puede acompañarse de entumecimiento o debilidad en la pierna o el pie, y muchas veces el dolor tiende a empeorar al caminar, correr, subir escaleras, estirar la pierna o incluso toser. Sin embargo, en algunas circunstancias el dolor también puede aliviarse, por ejemplo, al erguir la espalda o al sentarse. Con todo, debes tener en mente que cada cuerpo y cada lesión pueden mostrar una sintomatología clínica diferente en cada persona.

3.2.3. Estenosis vertebral o raquídea lumbar

La estenosis vertebral lumbar es el estrechamiento del canal espinal en la parte baja de la espalda que puede llegar a presionar nervios y la médula espinal. Los síntomas varían según la parte afectada y pueden incluir dolor en la parte inferior de la espalda que empeora al caminar erguido o inclinarse hacia atrás, así como sensaciones de hormigueo, debilidad y reducción de los reflejos en un pie o una pierna. Además, el dolor a menudo se alivia si te inclinas hacia adelante o si te sientas, y puede llegar a irradiar por una o ambas piernas. También puede aparecer en las nalgas, muslos o pantorrillas al caminar, correr, subir escaleras o incluso al estar de pie. En este caso, curiosamente, subir pendientes suele ser menos doloroso que bajarlas. En raras ocasiones, una compresión repentina de una raíz nerviosa puede causar el síndrome de cola de caballo, excepto en casos de traumatismo. Ante este tipo de lesiones, siempre recomiendo que acudas a un profesional para que valore el riesgo de una posible sección medular.

3.2.4. Espondilolistesis

Esta lesión consiste en el deslizamiento de una vértebra hacia delante sobre la vértebra inferior. Existen desde casos leves a moderados, pudiendo causar poco o ningún dolor, especialmente en personas jóvenes. En adolescentes, el dolor suele localizarse en un lado de la columna y puede irradiar a una pierna, e incluso asociarse a una fractura vertebral. Por su parte, en adultos el dolor tiende a focalizarse en una región específica de la columna y se extiende hacia ambas piernas, vinculado frecuentemente a procesos degenerativos.

Asimismo, este dolor aumenta en posiciones o posturas en las que se intenta llevar la vértebra desplazada a su posición original, por ejemplo, al erguir la espalda, estar de pie o tumbarse boca arriba, y puede acompañarse de entumecimiento, debilidad o ambas en las extremidades inferiores.

3.2.5. Artrosis en vértebras de la columna vertebral

La artrosis vertebral suele afectar a la columna y se manifiesta principalmente con dolor en la espalda. Si los procesos artrósicos son incipientes pueden producirse molestias leves y rigidez. Por el contrario, si la presencia de artrosis en la columna vertebral se va haciendo más notable, puede llegar a generar una estenosis que ejerza presión sobre los nervios antes de salir del conducto y dirigirse hacia las piernas. Para que puedas identificar este tipo de lesión con mayor precisión, debes saber que la sintomatología más común, si el canal se llega a *estenosar*, sería similar a sentir entumecimiento, dolor y debilidad en las piernas si hay compresión de tejido nervioso. Además, algunas personas pueden experimentar una sensación de quemazón en ciertas áreas a lo largo del recorrido del nervio afectado.

3.2.6. Espondilitis anquilosante

Se trata de una enfermedad inflamatoria crónica que afecta principalmente a la columna vertebral y las articulaciones sacroilíacas, causando dolor y rigidez. Los síntomas pueden variar con el tiempo e incluyen episodios de inflamación que van de leves a moderados y períodos en los que casi no hay síntomas. La afectación predominante es el dolor de espalda y su intensidad fluctúa entre episodios, siendo diferente en cada persona. Este dolor suele intensificarse durante la noche y por la mañana, acompañado de rigidez matutina que disminuye con el movimiento.

Asimismo, la zona lumbar es la comúnmente afectada, y el espasmo muscular asociado se alivia frecuentemente al flexionar el tronco hacia delante. Ocasionalmente, el dolor puede asociarse con la pérdida del apetito, una disminución de peso y la fatiga extrema. En el caso de que la inflamación afectase a las articulaciones de las costillas, el dolor puede limitar la capacidad de respirar profundamente. A veces, dicho dolor comienza en otras articulaciones grandes, no ubicadas en la espalda, como caderas, rodillas y hombros. En casos más extremos, cuando las vértebras dañadas compriman los nervios o la médula espinal, es posible experimentar entumecimiento, debilidad o dolor en las áreas afectadas. En cambio, raramente, se llega a detectar el síndrome de cauda equina, provocado cuando los nervios en la parte inferior de la médula espinal se ven comprometidos.

Así pues, éstas serían algunas de las lesiones más comunes que puedes encontrar en los informes médicos o radiológicos, y los síntomas más habituales. Aunque podríamos hablar de más lesiones y de más sintomatología, lo importante es que conozcas un poco más sobre los síntomas más frecuentes y qué pueden indicar. Ahora bien, esto no quiere decir que si padeces alguno de estos síntomas automáticamente tengas alguna de estas lesiones, pero sí que puede servirte como orientación para conocer más sobre tu dolor y por qué se produce. Sin embargo, lo más importante en este momento del libro es orientarte para que puedas seleccionar más adelante el tratamiento más adecuado para ti y para que seas capaz de controlar tu dolor o tu rigidez con las herramientas que pondré a tu disposición.

3.3. Dolor cervical

El dolor cervical es, tras el de la columna lumbar, el más habitual en las consultas de fisioterapia, y por estadística también en las consultas médicas. Poco a poco el porcentaje de este dolor se va incrementando con respecto al lumbar, en gran parte por la cantidad de horas dedicadas al uso de ordenadores y dispositivos móviles, los cuales nos hacen mantener posiciones determinadas y fijar la vista en un punto concreto del dispositivo en cuestión, por lo que acabamos adoptando posturas de hombros y columna cervical poco saludables.

Un dato muy importante y significativo es el incremento de niños menores de quince años tratados en consulta, que sufren dolor cervical y en muchas ocasiones va acompañado de dolor de cabeza y sensación de inestabilidad o mareos. La verdad es que, aunque cada vez es más habitual, no deja de resultar llamativo. En este sentido, muchos padres que acuden a mi consulta comentan: «¿Qué hacían antiguamente nuestros abuelos si no había fisioterapeutas para acudir cuando tenían esa edad?». Mi respuesta siempre es la misma: «Nuestros abuelos no necesitaban ir al fisioterapeuta cuando tenían quince años y ni siquiera cuando tenían sesenta años, porque su vida era mucho más activa que la nuestra y le daban al cuerpo lo que realmente necesitaba, movimiento».

Hace un tiempo, leí una entrevista al doctor Kovacs, uno de los referentes de lesiones de columna vertebral en España, en la que aseguraba: «Si padece dolor de espalda, muévase todo lo que pueda». Quizá piensas que es un consejo muy general, y ciertamente lo es, pero la esencia del comentario es que el dolor no va a mejorar con el reposo, algo que seguro que en más de una ocasión te han dicho directamente o a algún conocido cercano. Lo he repetido varias veces en el libro y lo repetiré hasta la saciedad: el cuerpo está diseñado para moverse y hoy en día vivimos contra natura. Nuestro cuerpo a nivel postural ha evolucionado desde nuestros ancestros hasta adoptar una posición de bipedestación erguida, pero en estos momentos estamos volviendo posturalmente a perder esa posición erguida, por pasar gran parte del día en posiciones estáticas. En consecuencia, impedimos o dificultamos trabajar la musculatura, para no acabar en una posición encorvada como tenían nuestros antepasados originales. Por tanto, cuando hablamos de movimiento, debes recordar que no todo vale una vez que ya ha aparecido la sintomatología.

También debes tener presente que, si existen lesiones en la columna cervical, no sólo aparecerán molestias o dolor en la propia zona cervical, sino que, en muchos casos, como leerás a continuación, irán acompañados de sintomatología tan variopinta como dolor de cabeza, mareos o inestabilidad, dolor en brazos, afectaciones a la visión, síntomas incluso auditivos y también mandibulares. ¡Vamos, un regalo! Empezamos a bucear en esas lesiones más habituales que encontrarás en informes o que te indicará tu médico o fisioterapeuta.

3.3.1. Hernia discal cervical

Tiene muchas similitudes con la misma lesión en la zona lumbar, tanto a nivel de diagnóstico como de características dolorosas referidas. Por este motivo, no volveré a explicar esta parte. A diferencia de la zona lumbar, en una hernia de disco en la región cervical puedes notar que el dolor en el cuello se extiende hacia los brazos. A veces, también puede haber molestias en los hombros y sensaciones de entumecimiento u hormigueo en los brazos o manos. Este dolor puede ser constante y sordo, o agudo, con una sensación ardiente y fácil de localizar.

3.3.2. Cervicobraquialgia

Se trata de un dolor que comienza en el cuello y que se extiende hacia el brazo, llegando a veces hasta la mano. Esto generalmente ocurre por la compresión de los nervios en la zona cervical, aunque en ocasiones se puede diagnosticar sin realizar ninguna prueba radiológica y, por tanto, sin saber realmente el origen que causa la sintomatología. Asimismo, se caracteriza por un dolor que empieza en la parte trasera o lateral del cuello y se irradia hacia el hombro, brazo, antebrazo y mano. Tal y como indicaba anteriormente, la clínica se verá modificada según el nervio afectado.

El dolor en sí mismo puede variar, pero normalmente es una molestia constante que se extiende por el brazo y que puede empeorar, incluso durante la noche. Este hecho a muchos pacientes les suele parecer incongruente, porque no comprenden por qué el dolor empeora con el reposo. Realmente la incomprensión es parte de nuestra educación: tenemos la idea de que, ante un dolor, la comunidad médica aconseja el reposo. Con todo, en ocasiones, este dolor de la cervicobraquialgia suele intensificarse cuando se extiende el brazo y se alivia al acercarlo a la cabeza. También puede haber una disminución de la fuerza o la sensibilidad en el brazo afectado, y el dolor puede ser persistente y afectar a la calidad de vida, por lo que es importante buscar atención profesional para identificar la lesión y recibir el tratamiento adecuado.

3.3.3. Estenosis cervical o raquídea

Siendo breve, claro y conciso, la estenosis cervical es el estrechamiento del canal raquídeo en el cuello. El estrechamiento puede comprimir los nervios y, a veces, la médula espinal. Los síntomas más habituales son el dolor en el cuello, la debilidad y las sensaciones anormales en los brazos. Por tanto, si sientes algo similar, te aconsejo que acudas a un profesional para que pueda valorarte y te ayude a identificar la lesión que padeces, así como su gravedad.

3.3.4. Espondilosis cervical

Se trata de una degeneración de los huesos de la columna cervical y, en ocasiones, de los discos intervertebrales. En algunos casos también se puede ejercer presión sobre la médula espinal a la altura de la columna cervical. Además, habitualmente no suele diagnosticarse en muchos pacientes, pero considero importante incluirla por la gravedad que puede tener en aquellos que la padezcan y que no la gestionen correctamente.

Los síntomas más comunes incluyen alteraciones en la forma de caminar, debido a la compresión de la médula espinal, y movimientos espasmódicos en las piernas que causan inestabilidad al andar. La sensibilidad por debajo del cuello puede disminuir, así como el cuello puede volverse doloroso y menos flexible. Igualmente, los reflejos en las piernas tienden a intensificarse y provocan a veces espasmos musculares involuntarios. También pueden aparecer sensaciones anormales o parálisis en las manos y los pies, siendo las manos normalmente las más afectadas. El dolor en el cuello es común y con frecuencia se irradia hacia la cabeza, los hombros o los brazos.

3.4. DOLOR DORSAL

De las tres regiones principales que componen la columna vertebral, la zona dorsal es habitualmente la menos conflictiva tanto para los pacientes como para las personas, que generalmente no suelen sufrir de este dolor. Sin embargo, como dato curioso cabe señalar que la mayor parte de dolores cervicales vistos en consulta están provocados por alteraciones funcionales en la columna dorsal y en la cintura escapulotorácica.

Así pues, aprovecho este momento para darte una indicación: si sufres de dolor cervical, personalmente te recomendaría trabajar también tu columna dorsal, ya que, de esta forma, aunque tengas que dedicar más tiempo a tu proceso de rehabilitación, el resultado será mucho mejor y más definitivo a medio plazo. Además, es importante tener en cuenta la composición de la columna vertebral, aunque tenga tres partes fundamentales, unas pueden interferir sobre las otras. Por esta razón, a pesar de separarla para explicar cada uno de los detalles de forma más sencilla y comprensiva, mi recomendación es que te centres en la zona en la que sufres más dolor, pero también en las otras zonas y, sobre todo, las trabajes, porque así cuidarás de una manera más global tu columna vertebral y prevendrás lesiones futuras.

Tras esta introducción de la columna dorsal y su importancia para el correcto funcionamiento de tu columna vertebral, y para no resultar muy repetitivo, sólo te indicaré que las principales lesiones de la columna vertebral dorsal son mayoritariamente las mismas que en las otras dos zonas ya explicadas con anterioridad, pero afectando en este caso a la columna dorsal. No obstante, uno de los síntomas en los que hago inciso es el dolor irradiado, el cual suele *irradiar* hacia las zonas costales o incluso el pecho o el abdomen, y no hacia los brazos y las piernas como en los otros dos tipos de lesiones. El resto de los síntomas dolorosos locales los sentirás en la zona dorsal alta (zona escapular) o en la zona dorsal baja (dorsolumbar).

Llegados a este punto, tenemos conocimientos básicos sobre las lesiones principales de la columna vertebral y sobre sus sintomatologías más habituales. También es fundamental recordar que, en el ámbito de la salud, dos más dos muchas veces no es cuatro, es decir, puedes tener sintomatologías similares a las descritas, pero es posible que no padezcas esas lesiones propiamente o, el caso contrario, que te hayan diagnosticado alguna lesión concreta y tus síntomas no se correspondan con los explicados con anterioridad. Por este motivo, este libro debe servirte como una guía orientativa, pero evidentemente nunca será palabra de Dios.

Para mí lo más importante es dotarte de información que te permita adquirir más conocimiento del que tiene el 80 por ciento de las personas que acuden a una consulta como la mía o la de su médico de familia. Como herramienta de diagnóstico, esta guía orientativa te permitirá entender un poco más un informe clínico, así como saber más sobre las lesiones que pueden aparecer en algún momento en tu columna vertebral, pero nunca sustituirá a un diagnóstico clínico realizado por un profesional.

Evidentemente, cuando realizamos este proceso en la consulta, no es tan fácil como te lo explico en estas líneas, ya que requiere de un estudio biomecánico completo y de profesionales especializados que determinen el estado de la espalda de una forma más global. En este caso, uno de mis objetivos es darte unas pinceladas muy básicas y, sobre todo, muy comprensibles, para que entiendas que el dolor no proviene únicamente de la zona donde lo sientes. También aspiro a hacerte ver que, al realizar la autoevaluación, puedes saber qué movimientos son los que tienes restringidos y, más adelante, tratar cómo trabajarlos. ¿Esto significa que si tienes una lesión compleja te vas a curar con los consejos de este libro? Puede ser, aunque lógicamente no te lo puedo garantizar. Lo que sí sé es que muy posiblemente mejorarás tu sintomatología, a pesar de que el proceso requiera la participación de algún profesional para ayudarte.

Advertencia: si tienes dudas antes de realizar algún ejercicio, o si comienzas a sentir un incremento de tus síntomas al llevar a cabo alguno de los programas que te facilitaré más adelante, recuerda que no eres un profesional de la sa-

lud, por lo que te recomiendo pedir consejo antes de ejecutar cualquier movimiento de forma errónea o inadecuada.

En este momento, te preguntarás: «Ahora, después de autovalorarme e identificar algunos de mis síntomas, ¿qué hago con ellos?». Bien, guárdalos porque te van a hacer falta un poco más adelante, cuando nos pongamos a buscar soluciones para tu problema. Antes es importante continuar aprendiendo más sobre la espalda, sus lesiones y sus soluciones para que, llegado el momento de trabajar la tuya, no te surjan dudas. Y, si surgen, no te preocupes, podrás resolverlas en los siguientes capítulos.

4

Soluciones habituales para el dolor de espalda y lesiones de la columna vertebral

> Si al cabo de varios meses la práctica que estamos realizando no ha producido ninguna transformación ni curación, hemos de reconsiderar la situación. Hemos de cambiar nuestro enfoque y aprender más hasta encontrar la práctica correcta que pueda transformar nuestra vida y la de las personas a las que amamos.
>
> Thích Nhất Hạnh, monje budista

A continuación, después de varias páginas de mayor rigor técnico, problemas, males y dolores, vamos a comentar lo más interesante para la mayoría: las soluciones. Para ello, nos basaremos en las que me encuentro habitualmente en la consulta, destinadas a tratar el dolor de espalda, añadiendo mi opinión con base en la experiencia y los resultados que he observado con este tipo de patologías y pacientes.

En ningún caso se trata de emitir juicios sobre cuáles son mejores o peores. No se puede tratar de forma objetiva si una solución es buena o mala, ya que depende de muchos factores para alcanzar resultados más o menos satisfactorios en diferentes personas.

Así pues, cada tratamiento variará en función de la lesión, las características físicas de cada paciente y su historial médico previo, el profesional que paute o aplique el tratamiento, así como el propio tratamiento en sí y sus condiciones de aplicación. Por tanto, mi intención es dar un poco de luz a los pacientes, la mayoría de los cuales lógicamente desconocen los detalles sobre las diferentes soluciones, para que puedan tomar así sus propias decisiones de la forma más objetiva posible. Hay un amplio abanico y ser conscientes de las posibilidades siempre es de ayuda.

4.1. Tratamientos farmacológicos

Sin duda, las soluciones iniciales más habituales que encontramos en consulta son los analgésicos, los antiinflamatorios, los relajantes musculares, o incluso su versión inyectable cuando el paciente presenta casos más agudos. Este tipo de tratamientos suelen estar pautados por médicos generales, traumatólogos y neurocirujanos, aunque también podemos encontrar prescripciones realizadas por otros especialistas.

Sin volvernos locos con nombres, dosis o casos concretos, vamos a hablar de la eficacia de la medicación no sólo para tratar la sintomatología dolorosa, sino también la lesión de columna propiamente. Esta información y razonamiento que explico a continuación será también aplicable y totalmente extrapolable al caso de la fisioterapia pasiva, por lo que no lo repetiremos más adelante.

Así pues, si acudes a una consulta con este tipo de lesiones y la solución que tu médico o especialista te aporta es una serie de pastillas analgésicas, antiinflamatorias o relajantes musculares, debes saber que ese tipo de fármacos están orientados a solucionar tu sintomatología, pero no tu lesión. ¿Y esto qué quiere decir? Que es posible que mientras estés sometido al tratamiento farmacológico, la sintomatología provocada por la lesión de columna se vea reducida o no. De hecho, muchos pacientes no consiguen aliviar su dolor, o de forma muy fugaz, de modo que, en cuanto retiran el medicamento, los síntomas reaparecen con fuerza. Pan para hoy, hambre para mañana.

¿Por qué ocurre esto? Como ya he mencionado anteriormente, la gran mayoría de los dolores de espalda y lesiones de columna vertebral tienen un origen mecánico: han sido provocados por accidentes, traumatismos o por realizar posturas repetidas (los más habituales), para las cuales no tenemos entrenados a nuestros sistemas mecánicos.

¿Acaso no crees que si los fármacos fuesen la solución nadie tendría dolor de espalda? Siento decirte que no es la realidad: cada día en mi consulta atendemos a pacientes que llevan días, semanas, incluso meses, bajo un tratamiento de este tipo y continúan con dolor. Además, en muchos casos el dolor es menor al inicio, pero vuelve a incrementarse cuando intentan abandonar el tratamiento, por lo que recurren de nuevo a la medicación.

¿A veces ayudan a que después pueda aplicarse un tratamiento más definitivo? Sí, a los pacientes que llegan muy agudos, el tratamiento farmacológico puntual les ayuda a que puedan someterse a un tratamiento de rehabilitación más intenso y activo. Lógicamente, como algo temporal y coadyuvante para poder aplicar un tratamiento más definitivo enfocado a la solución.

En otras palabras, el tratamiento farmacológico sirve para dormir, para paliar los síntomas dolorosos y para que el paciente pueda iniciar su proceso de rehabilitación, descansar o mejorar su calidad de vida de forma puntual. No obstante, este tratamiento no es la solución definitiva a los síntomas que presenta el paciente por su lesión de espalda. Si eres una persona pasiva y sin ganas de luchar por estar bien, agárrate a él, pero ten en cuenta que a largo plazo puede provocarte también otro tipo de lesiones por ingesta prolongada. Ahora bien, una vez que ya sabes todo esto, la decisión es tuya.

4.2. FISIOTERAPIA PASIVA

Serían aquellas técnicas de la fisioterapia aplicadas de forma totalmente pasiva al paciente, es decir, él o ella se tumba en la camilla y paga por el servicio. ¿Esto quiere decir que son ineficaces? No, pero es cierto que no suelen ser las más efectivas, porque trataríamos el síntoma doloroso, inflamatorio, etcétera, pero no el origen del problema (ocurriría igual que en el tratamiento farmacológico).

En este sentido, cabe comentar que hemos llegado a recibir en consulta a pacientes que indican que han acudido a cuatro, cinco o incluso más fisioterapeutas diferentes. ¿Te identificas con este caso? ¿Vas a consulta diciendo «tengo un dolor que baja por la pierna o el brazo, que sube a la cabeza, etcétera»? Todos los fisioterapeutas tenemos herramientas para tratar y hacer disminuir el dolor, pero no todos sabemos atacar el origen de tu lesión y así solucionar el dolor de forma definitiva.

Por tanto, hay que hablar claro: ¿por qué no se aplican de entrada tratamientos mecánicos correctivos a los pacientes y, por el contrario, se opta cada día más por tratamientos pasivos? Esta pregunta nos daría casi para otro libro y, sobre todo, para un gran debate de conocimiento y ética profesional y personal. El primer motivo es que hay pacientes muy poco implicados con la recuperación y, por desgracia, son la gran mayoría (por poner un valor porcentual: cerca del 85 por ciento). A menudo recibo en consulta a pacientes que no se quieren curar. Suena irracional, pero es así. ¿Y cómo es posible? Seguramente muchos no sufren un dolor tan inaguantable y condicionante como para tomar acción y sacrificar cada día un ratito de su tiempo para cambiar su cuerpo y eliminar así el dolor. Hoy en día estamos acostumbrados a tenerlo todo ya, rápidamente y sin esfuerzo. En el momento que se ofrece la opción veloz y cómoda de solucionar algo, aunque sea temporalmente, ¿para qué queremos nada más?

A este tipo de personas les llamo «pacientes que buscan magia» y, por suerte o por desgracia, la magia en este tipo de problemas no existe. En cambio, sí que existe el trabajo, el esfuerzo, el sacrificio y la confianza en profesionales éticamente correctos que les ayudan a trabajar y mejorar su cuerpo. Éste sería entonces uno de los motivos por los que hay más fisioterapeutas pasivos que activos, porque dan al paciente lo que quiere y así el negocio funciona correctamente, aunque los resultados no sean los deseados. Obviamente, sin compromiso del paciente, no conseguiremos nunca dicho resultado.

Cabe romper igualmente una lanza a favor de aquellos pacientes que sí se esfuerzan, se sacrifican y consiguen el resultado esperado. Unos lo hacen por su ética de vida y otros porque no soportan más el dolor. Cuando la persona se compromete, entonces sí que aparece la magia. Pero es un acto propio, me temo.

La segunda explicación de por qué no se aplican más tratamientos mecánicos recae en que existen profesionales titulados, pero poco resolutivos. Hoy en día, a nivel social, encontramos en cualquier sector muchos especialistas con titulaciones que, sin embargo, no deberían ser profesionales. Al igual que para conducir, necesitas una licencia que lo acredite, pero realmente se aprende a conducir conduciendo. Ensayo y error, mucha práctica y tiempo. Con todo, muchos piensan que tener un título implica estar capacitado para dar soluciones a sus clientes. En este caso, quiero pensar que es por puro desconocimiento de la existencia de otras soluciones, las cuales no han llegado a conocer, y, por tanto, se limitan a actuar de un modo concreto y menos resolutivo.

Por último, el tercer motivo, pero no menos importante, es que, si aplicamos al paciente un tratamiento más definitivo centrado en el origen de su problema y no sólo en su sintomatología, conseguiremos mejores resultados. Ahora bien, ¿qué ocurre si llevamos a cabo este procedimiento? Vamos a verlo con un ejemplo sencillo: si sometemos a un paciente a un tratamiento definitivo sobre un problema mecánico que le origina dolor, llegaremos a dos conclusiones. La primera es que el tratamiento inicial será un poco más largo y requerirá de más inversión inicial en tiempo y dinero por parte del paciente. La segunda es que éste aprenderá durante el tratamiento a mantener su cuerpo y sus capacidades físicas correctamente para el resto de su vida, por tanto, se empoderará y conseguirá tener la clave para solucionar ese problema y así evitar recaídas. Es decir, que ya no tendría que volver a la consulta de una forma tan recurrente.

Para mí éste sería el paradigma correcto: tratar y empoderar al paciente con soluciones definitivas, indicándole que, si pone de su parte, la lesión le incapacitará poco o nada.

Entonces, ¿por qué no todos los profesionales lo aplican? ¿Por desconocimiento? ¿Por menor rentabilidad al empoderar y formar al paciente en su lesión? ¿Por qué el paciente no está realmente comprometido para luchar por su objetivo? Preguntas con infinidad de respuestas que dependen de la mente que las plantee, el paciente que las sufra y el profesional que se atreva a contestar.

Por tanto, a modo de resumen y para concluir este apartado, cabe comentar que, si quieres curarte, toma las riendas de tu recuperación, porque dudo que en este campo haya una máquina que te pueda solucionar la lesión. Así, recuerda que debes diferenciar entre lesión y síntoma, de modo que si sólo quieres bajar el síntoma y no solucionar el problema, ésta es la opción perfecta: ve sacándote un bono en la consulta del fisioterapeuta, porque te va a hacer falta de forma recurrente, y familiarízate con la siguiente expresión: «Por el tipo de lesión que tienes y el tipo de vida que llevas, necesitarás acudir a consulta cada dos, tres o cuatro semanas, para mantenerte y que no vayas a más».

Ahora bien, ¿quieres un consejo? Sal corriendo si quieres curar tu lesión, porque para mí eso no es una solución, exceptuando algunos tipos de lesiones, por ejemplo, si el paciente ha sufrido un ictus puede requerir de más ayuda puntual por el tipo de secuelas. En cambio, si tienes una hernia discal, por ejemplo, puedes eliminar tu dolor de forma definitiva sin tener que depender siempre de una consulta o de un profesional. Todo depende de ti, por lo que pon de tu parte y aprende a cuidarte.

4.3. ACTIVIDAD FÍSICA RECOMENDADA HABITUALMENTE

Otra de las soluciones que se suelen dar a los pacientes es que hagan algún tipo de actividad física *recomendada* para las lesiones de espalda: caminar, nadar, pilates, yoga, taichí o alguna un poco más arriesgada, como fortalecer la espalda. Hay que tener en cuenta que en la gran mayoría de los casos esta recomendación se ha dado sin realizar ninguna valoración funcional previa al paciente ni teniendo en cuenta sus capacidades físicas para llevar a cabo esas actividades (como mucho un estudio radiológico, o ni siquiera eso). Así pues, se trata de una recomendación generalizada establecida en protocolos para ese tipo de lesión, pero ¿esto significa que todas las personas que padecemos la misma lesión somos iguales? Para mí, por supuesto que no, pero viendo el *modus operandi* generalizado debe ser que sí. Es posible que intentando adaptar tratamientos a cada persona me esté equivocando, pero seguiré haciéndolo, porque es mi forma de entenderlo.

Por tanto, ¿estas actividades son buenas o malas? Ni una cosa ni la otra, simplemente hay que valorar varios aspectos. En primer lugar, si como paciente dispones de capacidad física para poder ejecutarlas correctamente. Por ejemplo, si tienes una limitación de movilidad en tus caderas que ha acabado provocando un bloqueo de la zona lumbar y, por tanto, aumentando la carga en los discos intervertebrales, ¿caminar es una buena recomendación? Desde mi punto de vista, no: si andas con mala mecánica se incrementará el grado de tus lesiones y si las articulaciones de cadera no se movilizan correctamente, la amplitud del paso se verá acortada y, por tanto, el impacto articular será mayor. Por estos motivos, una actividad tan básica y convencional como caminar puede convertirse en uno de tus mayores enemigos. Sin embargo, ¿esto significa que sea malo? No quiere decir eso, sino que en este momento tú no estás preparado para andar con la seguridad de que vaya a beneficiar tu lesión. Por tanto, primero debes reparar tu cuerpo y, posteriormente, podrás caminar lo que te apetezca sin riesgo. Si no lo haces así, andar acabará agravando tu lesión.

Asimismo, debes dominar la técnica correcta de los ejercicios y, hilándolo con el punto anterior, debes adaptar cada uno a tu técnica. Es decir, si el paciente no tiene un buen nivel de fuerza muscular, dudo que pueda ejecutar correctamente y sin riesgo para su espalda muchos de los ejercicios que se realizan en una clase de pilates. ¿Eso significa que el pilates es malo? No, ni mucho menos, pero seguramente sería necesario reparar primero la lesión y mejorar las capacidades físicas que la provocaron para que posteriormente puedas hacer pilates sin ningún problema y sin riesgos de empeorar. Algo muy similar ocurre con la natación: ¿por qué la recomiendan sin antes preguntar si dominas las técnicas natatorias necesarias para hacerlo correctamente? Nadar no es lo mismo que no hundirse o flotar. Piensa en ello antes de ponerte a hacer cualquier actividad si padeces una lesión.

Por otro lado, ¿el profesional que lleva a cabo estas actividades en un gimnasio o piscina tiene conocimiento sobre lesiones de columna vertebral? Si son grupos reducidos y sabe sobre lesiones, puede ayudarte si sufres alguna disfunción física que te impide realizar la actividad correctamente y, después, un terapeuta físico podrá adaptar el ejercicio. Ahora bien, en muchos casos nos encontramos a pacientes que van a la piscina, a yoga o a pilates sin ningún control y, posteriormente, a corto plazo sus dolores se incrementan al realizar la actividad con una mala técnica o sin la supervisión adecuada. Este tipo de actividades ayudan a movilizar el cuerpo de forma global, pero como no son específicas para la lesión ni están adaptadas a la capacidad física de la persona, pueden ser contraproducentes.

4.4. La cirugía

Desde mi punto de vista, la cirugía es la solución que más riesgos puede conllevar y, aunque *a priori* también parece la más rápida, no siempre es así de mágico. Muchas veces, pese a que se repare el disco dañado, no se mejora la sintomatología clínica que presenta el paciente.

En este sentido, a menudo recibimos pacientes sometidos a cirugía que continúan teniendo una sintomatología similar a la de antes de operarse. Por supuesto, llegan muy decepcionados y aseguran que la cirugía no ha salido bien, que el neurocirujano les ha dado el alta y les ha confirmado que todo es correcto, pero que ellos no sienten que hayan mejorado. ¿Es posible que uno de esos pacientes seas tú? En estas situaciones siempre intento romper una lanza a favor de los compañeros neurocirujanos, porque hay operaciones que se han realizado correctamente, aunque el paciente continúe con sus síntomas. Esto se debe a que la cirugía no era, sin embargo, la mejor opción, porque, simplificándolo y como ya he explicado en páginas anteriores, de poco sirve arreglar algo para seguir usándolo mal.

Así pues, cuando una cirugía no ofrece los resultados esperados y el paciente llega desilusionado, lo primero que hacemos en consulta es una valoración del estado de la musculatura de forma pasiva para determinar si existen alteraciones o rigideces musculares e incluso lesiones tendinosas. Posteriormente, se les realiza una valoración biomecánica articular activa, tanto de la parte afectada como de las zonas articulares que puedan tener relación con la lesión que presenta.

Como resultado, en la gran mayoría de los casos nos encontramos musculatura con restricciones de movilidad y articulaciones hipomóviles. El cuerpo no funciona correctamente y empieza a generar compensaciones. Entonces, cuando se producen estos desequilibrios, obligamos a los tejidos a un mayor sobreesfuerzo para realizar las mismas actividades y, por tanto, los elementos amortiguadores se ven sometidos a una mayor carga de trabajo y, por ende, se termina generando una mayor irritación. Es justamente por esto que los síntomas ni se controlan ni desaparecen.

Por consiguiente, el paciente suele preguntarse: «Todo esto que me explica está muy bien, pero si a mí me han fijado o me han descomprimido las vértebras que estaban generando las hernias, ¿por qué me sigue doliendo prácticamente igual?».

Numerosos profesionales únicamente ponen el foco en el punto o puntos de dolor y esto es un problema a la hora de solucionar un trastorno o lesión del sistema musculoesquelético. El sistema muscular está organizado en cadenas musculares, lo que significa que un problema en una musculatura en mal estado, o con restricciones, puede provocar dolores o lesiones en zonas más distales o alejadas del punto de dolor. Si solamente nos fijamos en la zona lumbar será complicado que se solucione el problema de forma definitiva, e incluso que se eviten recaídas.

Pese a todo, no hay dos pacientes o lesiones iguales, y las soluciones no son universales, por lo que deben personalizarse según el caso. Por este motivo, siempre animo a los pacientes a que no lo den todo por perdido por haber fracasado en una o dos soluciones diferentes. Rendirse no arregla nada, hay que ser tenaz y seguir esforzándose. No se puede ser un profesional extremista, pero tampoco un paciente de una vía única.

Aprovechando que hablamos de esta solución quirúrgica, me gustaría desarrollar una idea que considero fundamental y que detecto en consulta, por desgracia, cada vez con más frecuencia. Para que todo salga lo mejor posible tanto para el paciente como para el profesional que será el encargado de realizar la intervención, hay que hacer un poco de autocrítica.

Por un lado, diría que más del 90 por ciento de los pacientes que acuden a una consulta (sin ir más lejos la mía o la de mis amigos más cercanos) buscan una solución mágica, sin esfuerzo ni sacrificio, a bajo coste y que repare su problema en un par de días. Si es tu caso, siento decirte que voy a darte una bofetada de realidad: ¿acaso en tu vida has conseguido en alguna ocasión algo muy bueno y positivo sin esfuerzo, sacrificio y disciplina? Entiendo que la mayoría vais a responder que no, pero quizá haya algún afortunado que diga que sí, y posiblemente algunos no sabrán ni siquiera el significado de estas tres palabras.

En este sentido, si para conseguir un logro que deseabas has tenido que esforzarte y sacrificarte, ¿qué te hace pensar que tu salud no funciona igual? Si no entrenas te sentirás débil; si comes comida procesada estarás insano y enfermo; si utilizas tóxicos diariamente, como el alcohol o el tabaco, estarás invirtiendo en una enfermedad futura. Igualmente, en las lesiones mecánicas, si no preparas tu cuerpo para las actividades de tu vida cotidiana, acabarás lesionando tu columna vertebral. Además, si tu sistema musculoesquelético está descompensado por no cuidarlo, ¿crees que la cirugía te solucionará el problema de forma definitiva? Por experiencia, déjame dudarlo.

Por otro lado, tenemos el ego de los profesionales: ¿por qué a veces nos cuesta tanto derivar a otra especialidad o trabajar conjuntamente? Diría que es una misión casi imposible, salvo en situaciones puntuales en las que todos los profesionales forman parte del mismo equipo. Los egos de unos y otros juegan un papel importante, sin darnos cuenta de que el paciente es el que puede salir perjudicado. Si yo soy fisioterapeuta, la solución es fisioterapia, y si soy neurocirujano, es operar, pero no se piensa en una valoración múltiple. Si cada paciente tuviese una valoración biomecánica funcional y una radiológica, y contase con las opiniones de diferentes profesionales, estoy seguro de que el porcentaje de éxito de las cirugías se incrementaría y que se realizarían incluso menos que ahora.

Para ejemplificarlo, explicaré un caso real que tratamos un neurocirujano de confianza y yo mismo. Una paciente acudió a mi consulta con un dolor cervical, irradiado a ambos brazos, y con sensación de mareos e inestabilidad, tras un accidente de tráfico. Al realizar la primera valoración funcional, me di cuenta de que tenía limitaciones funcionales significativas. Entonces, para ahondar más en su lesión, la derivé a radiología para que le realizasen una resonancia magnética cervical. El diagnóstico fue dos hernias cervicales, con compresión nerviosa y compromiso medular grave en una de ellas. Lógicamente, derivé a la paciente al servicio de neurocirugía para que valorase el caso, donde había un especialista de mi confianza. Tras valorarla, mi compañero neurocirujano me llamó y me comentó: «Es posible que haya que intervenirla, tú serías capaz de reducir la clínica dolorosa e irradiada que presenta». Tenía claro que el dolor sí, pero para el resto necesitaba tiempo para trabajarlo. Establecimos entre cinco y seis meses y, después, lo valoraríamos nuevamente.

Así, la paciente empezó a trabajar su lesión diaria e intensamente y, al mes y medio aproximadamente, el dolor se había reducido bastante, los mareos prácticamente habían desaparecido y, aunque la intensidad del dolor irradiado se había reducido, iba muy lento. Tras cinco meses más, muy duros, consiguió estar totalmente asintomatológica y volvió a la consulta del doctor.

A pesar de haber eliminado todos los síntomas, el disco no se había retraído a su posición correcta y seguía comprimiendo la médula, por tanto, el riesgo de lesiones medulares seguía siendo alto. Por su parte, el neurocirujano le recomendó cirugía y a mi paciente le entró el miedo. Yo le dije: «Hay que hacerlo, no te la puedes jugar», ya que, después del esfuerzo y sacrificio, no quería que volviese para atrás. Tanto el neurocirujano como yo teníamos claro que iba a ser limpio y rápido, ya que ella estaba muy recuperada de los síntomas iniciales.

A los cinco días de la cirugía, volví a realizar una valoración funcional, y estaba perfecta. La cirugía había salido bien y la paciente no tenía dolor, más allá de la cicatriz. Cirugía sin necesidad de rehabilitación: ¿esto es magia? No, la rehabilitación se había hecho antes de la cirugía y el trabajo en equipo fue clave. Con este caso, puedes sacar tus propias conclusiones.

Reforzando mis argumentos en experiencias como éstas, vuelvo a repetir que no hay ninguna solución mala, simplemente debes dar con los profesionales adecuados, que estudien tu situación de la mejor forma posible y dejen los egos de lado, y aparcar las ansias de querer estar en perfecto estado inmediatamente. Para llegar al final tienes que luchar, eso sí, con las mejores herramientas posibles que tengas a tu alcance.

4.5. Mi recomendación de tratamiento

Primero, debes comprender como paciente el motivo de tu lesión y, para ello, debes considerar algunos aspectos importantes, como el funcionamiento de los músculos. Esta parte, mínimamente técnica, es imprescindible para entender qué sucede en nuestro cuerpo.

El sistema muscular está diseñado para que el cuerpo se mueva, es decir, los músculos generan la tensión necesaria para que nuestras articulaciones sean móviles y estables. Cuando el sistema muscular no es capaz de movilizar y tensar correctamente, acaba tendiendo a una mala mecánica y, con el tiempo, esto se traduce en una lesión que, de no corregirse, daña el sistema musculotendinoso e incluso el sistema óseo, hasta hacer aparecer las famosas artrosis o deterioros óseos.

Pese a todo, y por suerte o por desgracia, nuestro cuerpo es una máquina casi perfecta que nos permite realizar de forma eficaz miles de movimientos y tener así una gran calidad de vida. Al ser tan aparentemente perfecto, es capaz de compensar desequilibrios que afectan a la movilidad y a la estabilidad, de las que hablábamos anteriormente. Qué bien saber que nuestro cuerpo siempre encuentra la forma de ponerse a nuestro favor y compensar carencias, ¿no? Tampoco nos pasemos, porque inevitablemente se genera un desequilibrio que irá dejando vía libre a otra sucesión de lesiones, como un castillo de naipes. Por un tiempo todo parecerá estar bien, pero si acumulamos demasiado, nos terminará pasando factura. El cuerpo es sabio, sí, pero compensar por un lado implica descompensar por el otro, así que, si no lo solucionamos, encadenaremos un problema con otro.

A continuación, cabe explicar qué ocurre cuando nuestros músculos empiezan a perder su funcionalidad. Ahora bien, ¿sabes qué es la funcionalidad? Tras mucho tiempo estudiando y trabajando con el sistema musculoesquelético, llegué a la conclusión de que el músculo tiene dos capacidades físicas básicas e imprescindibles: la elasticidad de los tejidos y la fuerza.

Sin embargo, hay profesionales, sobre todo del ejercicio físico, que rechazan esta idea y aseguran que existen más capacidades físicas básicas. Están en lo cierto, por supuesto, pero sin esas dos resulta imposible que las demás estén bien; son la base de todo. Si no existe elasticidad muscular, ese tejido dañado va a aumentar la congruencia articular y, por tanto, habrá una reducción de la movilidad y un incremento de las lesiones de desgaste óseo. Éste es el motivo por el cual defiendo que el trabajo de la movilidad no es la solución para acabar con el dolor de cualquier lesión articular.

Como profesional o como paciente, es importante que te preguntes por qué tu articulación no la tiene. La movilidad no se repara con la movilidad articular, sino trabajando la elasticidad muscular y, una vez restituida a sus valores funcionales, habrá que centrarse en el tejido afectado para que recupere la sincronización con los otros músculos encargados de la movilidad de la articulación en cuestión. El propósito es coordinarlos nuevamente para que trabajen en sincronía a la hora de realizar cualquier movimiento. Por otro lado, si no existe fuerza suficiente, nuestros *tensores* no van a poder tensar lo necesario para soportar el peso de nuestro cuerpo o las cargas a las que lo sometamos de forma diaria. En definitiva, será un paciente incapacitado funcionalmente, sin movilidad y sin capacidad de sostén para su vida cotidiana.

El motivo por el cual comenzamos a padecer lesiones a nivel óseo es básicamente que ya nos hemos cargado la funcionalidad de nuestro sistema de movilidad y sostén. Al perder estas capacidades, el cuerpo (que como digo es *supermajete*) comienza a darnos más sostén gracias a los huesos (ya que el sistema muscular no responde) y, en consecuencia, perdemos movilidad y se incrementa la rigidez. Este fenómeno a nivel técnico se conoce como pérdida de la plasticidad muscular, es decir, el tejido muscular pierde su plasticidad y se convierte en un tipo de tejido más rígido que elástico. Es un proceso de deterioro de las capacidades musculares que provoca a medio plazo un mayor desgaste óseo e inflamaciones articulares.

Ahora quiero que leas estas frases. ¿Te suenan?

- «Yo es que soy como un palo.»
- «Toda mi vida he sido así, de movimientos rígidos.»
- «Me siento supertieso, como si estuviera oxidado.»

La condición de rigidez o tensión se adopta con la edad, no por los años que uno tenga, sino por no cuidar el sistema muscular, por haberle exigido esfuerzo y cargas un día tras otro, por haber adoptado malas posiciones de descanso (si es que puede llamarse así), etcétera. Si no, piensa en esto: ¿has visto alguna vez a un bebé o un niño pequeño rígido?

Asimismo, insisto en que, si tenemos cualquier tipo de dolor articular y el médico nos recomienda «fortalecer la espalda», ignoremos el consejo hasta contrastarlo debidamente. Para ello, podemos buscar un *mecánico* del cuerpo humano que nos indique los pasos que seguir hasta llegar a fortalecer, porque si de inicio empezamos a ir al gimnasio (muchas veces sin saber lo que hacemos con máquinas y pesas, ni la reacción de nuestro cuerpo), sólo aumentaremos los síntomas y el dolor.

Al igual que yo no realizo cirugías de columna en mi consulta de fisioterapia porque no es mi especialidad, un traumatólogo, un médico de cabecera o un neurocirujano no debería determinar que hay que fortalecer de forma tan genérica. Sé que estas afirmaciones pueden causar incomodidades, pero no son más que la realidad.

Con todo, para que comprendas cómo funciona el cuerpo humano y sepas cómo has llegado hasta este punto de la lesión, te voy a hacer una serie de preguntas que te servirán como pistas.

¿Qué tipo de trabajo tienes? ¿Físico o sedentario?

La mayoría de los trabajos de hoy en día son sedentarios y repetitivos. Por ejemplo, para aquellos que trabajan en el campo, estar ocho horas sentado encima de un tractor o máquina excavadora es sedentario, pero cavar el huerto con una azada es físico.

¿Realizas ejercicio físico al menos una hora al día?

Si caminas, corres, haces pesas, juegas al pádel o montas en bicicleta, está genial, porque ejercitas algunos grupos musculares y tu capacidad cardiorrespiratoria. Pero si no realizas al menos tres o cuatro sesiones de treinta a cuarenta minutos de duración a la semana de trabajo de elasticidad muscular, a medio o largo plazo, acabarás lesionado. Debes buscar el equilibrio entre fuerza, elasticidad y ejercicio aeróbico, y recuerda que cada caso es diferente y que lo mismo no servirá para todo el mundo.

¿Usas el sofá para descansar al final del día?

Mi consejo es que quites el sofá de tu vida y tu espalda mejorará sobremanera. Si necesitas tumbarte y puedes elegir, opta por una esterilla de acampada en el suelo.

¿Comes alimentos o productos?

No es lo mismo: un alimento es un filete, mientras que un producto es una salchicha. Además, todos los procesados posiblemente llevan tóxicos añadidos. ¿Esto también afecta a mi espalda? Indirectamente sí, porque la alimentación repercute en tu cuerpo en general, y la espalda para estar bien necesita que tu sistema muscular, circulatorio y nervioso funcionen bien. Completa la siguiente frase: «Si comes mierda, acabarás hecho una m...».

¿Duermes o descansas?

Dormir y descansar también es diferente. Si no descansas, tu cuerpo tampoco lo hará, así que tendrás más riesgo de sufrir una lesión y la recuperación será más lenta.

¿Tienes tus biorritmos ajustados?

¿Te acuestas pronto o ves la televisión hasta la madrugada? ¿Te levantas temprano y con energía, o tarde y cansado? Tus actos pueden sumar o restar.

Según tus respuestas a estas preguntas, tendrás una mayor o menor predisposición, así que no te engañes o, mejor dicho, autoengañes.

Ahora que ya sabemos el motivo de las lesiones, busquemos las soluciones. Como ves, este viaje es eterno y a veces puede parecer imposible...

4.5.1. En busca de la solución perdida

A continuación, voy a detallar algunos pasos que forman parte del proceso de diagnóstico sanitario. Para llevarlos a cabo, tendrás que recurrir a la ayuda de un profesional de confianza, que te permitirá ahondar más en tu caso. Pero por el momento no te preocupes; terminarás sabiendo muchas más cosas que el 80 por ciento de la población.

Paso 1. Localizar alteraciones y desequilibrios que presente el paciente, en función de las diferentes cadenas musculares que componen nuestro cuerpo, para entender si tienen relación con la lesión de alguna forma.

Para ello suelo llevar a cabo una serie de test biomecánicos y funcionales que me permiten conocer más el estado muscular del paciente, de una forma más analítica, intentando aislar los músculos que queremos examinar. Los test los ejecutamos en consulta, aunque también por videoconsulta si fuese necesario.

También podría facilitarte aquí una serie de test para que los realices en casa, pero si no tienes un conocimiento específico y los ejecutas de forma errónea, no te van a ayudar e incluso pueden llegar a confundirte. Es similar al hecho de buscar por internet patologías, síntomas habituales, etcétera, de una lesión o enfermedad, que puede que te complique la vida y llegues a un diagnóstico equivocado. Recuerda que este libro es para que aprendas, e incluso para que puedas iniciarte de forma general en un tratamiento para tu zona lesionada, pero no para aprender a diagnosticar como si fueses un médico o un fisioterapeuta.

Paso 2. Realizar una valoración analítica de la historia del paciente, teniendo en cuenta su proceso desde que se inició la lesión, el tipo de trabajo que tiene, sus hábitos de descanso, el tipo de ocio, la alimentación e hidratación, el estrés y los resultados obtenidos en los test funcionales.

Sería ideal poder monitorizar la vida del paciente durante una semana con imágenes, grabaciones, cuestionarios, etcétera, para conocer sus hábitos y sobre todo posturas, sin engaños. Pero, como todos sabemos, por cuestiones legales y de privacidad, esto es inviable. No obstante, conozco algún profesional que en otra época sí que llegó a poner cámaras en casa de los pacientes para ver qué hacían.

Paso 3. Explicar al paciente en qué consistiría su tratamiento, en función de todo lo comentado anteriormente, para que tenga en cuenta aspectos fundamentales como el compromiso que debe adquirir para su recuperación (éste es el más importante y, si no se compromete, estamos perdidos).

Cuando el paciente no muestra ningún compromiso, le invito a abandonar el tratamiento y probar otras opciones que no dependan tanto de él, porque, pese a mejorar, nunca logrará estar del todo bien. Cuando una persona decide empezar un tratamiento, debe invertir tiempo, dinero y esfuerzo para recuperarse. De lo contrario, sólo conseguirá engañarse y frustrarse. La magia y los milagros no existen en este campo de la recuperación.

Como profesional soy exigente, porque sé que el resultado no llegará sin exigencia. Por venir unos días a la consulta, tumbarte en una camilla y recibir una imposición de manos, no sucederá lo que yo llamo «un Lázaro», es decir, «Levántate y anda, y todos tus males se habrán acabado». Para recuperarte de una lesión tienes que comprometerte, esforzarte, trabajar en casa, dejar de tumbarte en el sofá, etcétera.

Paso 4. Iniciar el tratamiento personalizado, una vez el paciente conoce toda la información, independientemente de si la modalidad de tratamiento es de asistencia diaria, intensiva (semipresencial) o cien por cien online.

Mucha gente cree que la única forma eficaz de someterse a un tratamiento de este tipo es asistir todos los días a rehabilitación. La verdad es que el resultado es prácticamente igual en cualquiera de las modalidades, lo importante es entender que el 80 o 90 por ciento de la recuperación depende del paciente. Cada uno dispone de su tratamiento personalizado: cuando son tratamientos intensivos semipresenciales u online, se hacen sesiones de control online individuales o en grupos reducidos, en las que a cada persona se le pauta y corrige el tratamiento, igual que con los presenciales en una clínica de forma diaria.

Con todo, la clave es la actitud y la motivación del paciente, más que el trabajo del profesional. Según mi experiencia, normalmente en los tratamientos semipresenciales, como el paciente no tiene acceso a nosotros tan fácilmente, como en un tratamiento cien por cien presencial, éste suele ser más disciplinado y metódico, y se implica mucho más. Por consiguiente, el tiempo de recuperación desde casa es más corto.

Personalmente, cuando una persona contacta conmigo para llevar a cabo un tratamiento y vive en otra ciudad de las que suelo hacer tratamientos intensivos semipresenciales, siempre le dejo muy claro que el 80 por ciento tanto del éxito como del fracaso dependerá de sí mismo. Esto no significa que me exima de responsabilidades, ni mucho menos, porque el 20 por ciento restante será el conocimiento que yo aporto para la recuperación.

Siguiendo esta línea, recuerdo a un paciente de Canarias que acudió a mi consulta con un informe de neurocirugía para intervenirse de la columna lumbar. Analizando su caso y teniendo en cuenta su inminente cirugía, le propuse una solución bastante *drástica* para su vida: «Si quieres te ayudo, pero necesito que te quedes tres o cuatro semanas seguidas en mi ciudad. Vamos a doblar la sesión, mañana y tarde, después te dejaré volver a casa dos o tres semanas y, una vez transcurridas, deberás regresar aquí otra semana entera para doblar sesiones. El resto del trabajo te lo pautaré para hacerlo en casa y realizaremos ciclos de este estilo en función de tu evolución. Pero el tiempo va en nuestra contra». Nunca se lo pregunté, pero después de recibir dos opiniones médicas, verme restar importancia a su lesión y hacerle esta propuesta, seguro que en algún momento pensó: «Este tipo está loco». A los pocos días me contactó nuevamente y me dijo: «He arreglado el tema laboral y quiero iniciar el tratamiento. ¿Cuándo empezamos?».

Aunque ciertamente estoy acostumbrado a asumir responsabilidades, incluso en la actualidad siento nerviosismo y tensión cuando recibo estas llamadas, por hacer que una persona cambie su vida e invierta dinero y tiempo para curar su espalda. Por otra parte, cuando alguien me dice que sí a estas condiciones, me crezco, siento que forma parte de mi equipo y me predispongo a darle mi cien por cien. Puede que a veces me equivoque, pero gracias al conocimiento, los años de experiencia y las ganas de ayudar a los pacientes, las equivocaciones son muy pocas. También ocurre que en algunos casos el tratamiento no sale como me gustaría y el paciente reconoce que no lo dio todo, porque se sentía mejor, se fue relajando y ya no se esforzaba tanto como al principio. Por esta razón suelo decir: «Espero que confíes en mí tanto como yo lo hago en ti. Voy a poner a tu disposición una herramienta potente para que la utilices en tu recuperación y que te enseñaré a usar».

Paso 5. Seguir el tratamiento con sesiones de control periódicas en las que se va guiando y asesorando al paciente en su proceso.

Cada vez más pacientes se interesan no sólo por el plano mecánico, sino también por el multidisciplinar, la alimentación, la calidad del descanso, los tipos de ocio, los ejercicios específicos que deben realizar después del trabajo, etcétera. Es cierto que no todos los profesionales abogan por abordar de una forma tan multidisciplinar los tratamientos, pero cuanto más estés dispuesto a sacrificar como paciente mejores resultados obtendrás y más rápido conseguirás el objetivo. Personalmente, me encanta cuando los pacientes te piden información para hacer todo lo posible en su proceso de recuperación. En este caso, está claro que quieren salir adelante lo antes posible. Por este motivo, cuando hacemos sesiones de control o durante los mismos tratamientos, voy dando pequeñas píldoras informativas a aquellos que quieran incorporarlas en su vida cotidiana. En este libro puedes encontrar algunas; más adelante te hablaré de alimentación, descanso, la importancia del sol, entre otros, que pueden ayudarte a conseguir tus objetivos más rápidamente.

Las sesiones de control se llevan a cabo principalmente con pacientes que realizan tratamientos semipresenciales intensivos u online, ya que, con los pacientes de tratamiento diario, el *feedback* se hace día a día. Además, dichas sesiones son variadas y dependen de cada paciente y de cada caso. Con algunos de ellos estamos en contacto a través de la aplicación online y vamos haciendo comentarios sobre sus dolores y sensaciones, así como obligamos a aquellas personas que únicamente vemos una vez al mes a que nos informen diariamente de su estado a través de un cuestionario. También hacemos videoconsultas individuales o con el grupo de trabajo para resolver las dudas que les surjan y que pueden ayudar a otros pacientes. A mí me parece un buen método de socialización y de soporte, porque cuando las personas conviven y comparten algo en común, en este caso el dolor y el sufrimiento, se apoyan y se ayudan entre ellas, llegando incluso a convertirse en amigas para toda la vida.

Antes de finalizar este capítulo, me gustaría recoger la visión de la ciencia sobre este tipo de tratamientos, a modo de refuerzo y evidencia. Según una publicación de la revista *Best Practice & Research Clinical Rheumatology*, en la que se compara el ejercicio físico con los tratamientos farmacológicos para el dolor: «Cuando se aplica a condiciones de dolor crónico, dentro de parámetros apropiados, frecuencia, duración, intensidad, la actividad física mejora significativamente el dolor y los síntomas relacionados. Para el dolor crónico faltan pautas estrictas para la actividad física, pero el movimiento frecuente es preferible al comportamiento sedentario. Esto da una libertad considerable en la prescripción de tratamientos de actividad física, que son más exitosos cuando se adaptan individualmente, progresan lentamente y tienen en cuenta las limitaciones físicas, las necesidades psicosociales y los recursos disponibles».

La importancia de una valoración profesional especializada si quieres iniciar tu tratamiento

> Ser profesional no es tener un título, es saber lo que haces.
>
> Anónimo

5.1. EVALUACIÓN POR UN PROFESIONAL

Mi primera recomendación es abordar tu lesión de forma objetiva. En consulta habitualmente recibo pacientes con dolor de espalda que han llevado a cabo todo tipo de estrategias: buscar ejercicios en internet sin tener ni idea de qué les ocurre, quemar nervios para mejorar la ciática, hacer pilates o natación, seguir una hoja de ejercicios que su médico les ha recomendado, etcétera. ¡Espera, espera! ¿Me vas a decir que este tipo de soluciones impersonales, muchas sin seguimiento profesional ni diagnóstico previo, no te van a convertir en un *tonto motivado*? Así, me encuentro con pacientes que hablan con un montón de palabras técnicas que no saben ni lo que significan y que han probado de todo sin obtener ningún buen resultado. ¿Te identificas con esto? Has estado dando vueltas sin rumbo, sin criterio y sin sentido, y finalmente has llegado hasta aquí.

Para evitar todo esto, es fundamental que sepas identificar tu lesión con la información que tienes hasta este momento. Sé que no eres médico ni fisioterapeuta, pero seguro que por experiencia de la vida sabes diferenciar un dolor general de un dolor por lesión, valorando su intensidad y la incapacidad que te pueda generar en tu vida cotidiana. Si ya ves que puede ser algo diferente a otras ocasiones, levanta las orejas y localiza a un profesional que pueda ayudarte. Para ello, voy a darte una serie de consejos.

Ante todo, ¿qué tipo de profesional tienes que buscar? Normalmente en primer lugar acudes a tu médico y, si éste lo considera oportuno, puede ser que te derive a un especialista o te mande realizar una prueba diagnóstica básica y tratamiento farmacológico. En el caso de la derivación, te envían a traumatología o reumatología para un diagnóstico más detallado y así ahondar más en las lesiones que puedas presentar. En última instancia, si se aprecia una lesión de gravedad, volverías a ser derivado a neurocirugía para valorar la opción de algún otro tratamiento de carácter invasivo e incluso la cirugía. Éste sería el camino convencional, aunque a mí me desagrada, así que voy a darte otra visión.

La jerarquía médico-traumatólogo-neurocirujano/fisioterapia es la que suele establecer el sistema sanitario, pero, en mi opinión, no marca los pasos que un paciente debe seguir para curarse. Algunos no cumplen todos los pasos y se recuperan antes; otros los hacen todos y no se recuperan. Personalmente, considero que más que el título o el cargo del profesional es importante el tipo de solución que te aporta. Algunas están orientadas a aliviar síntomas como el dolor y otras a mejorar e incluso recuperar el origen de la sintomatología. ¡Vamos a verlo con un ejemplo real!

Una señora de unos cincuenta años, muy delgadita, acude a mi consulta con un diagnóstico de hernia discal lumbar con radiculopatía, concretamente dos en L4-L5 y L5-S1 (la

lesión se encontraba en las dos últimas articulaciones vertebrales lumbares), y dolor irradiado hacia la pierna derecha,
aproximadamente hasta la zona posterior de la rodilla. Había sido intervenida de estas lesiones ocho meses antes, y me
cuenta respecto a los síntomas iniciales que han bajado de
intensidad ligeramente y que su neurocirujana le ha dicho
que está todo bien y que hay que darle tiempo. A continuación, procedo a realizar una valoración biomecánica funcional, tanto a nivel muscular como articular, desde los pies
hasta la zona lumbar, y detecto restricciones musculares en
el gemelo izquierdo y los isquiotibiales (en ambos, pero más
en el derecho, lo que hace aumentar incluso su dolor principal). Los cuádriceps están limitados de forma muy severa,
su cadera izquierda no funciona correctamente y sus tobillos también tienen limitado el rango del movimiento.

Tras la valoración, le explico que debe solucionar estas
restricciones que he detallado para controlar su dolor y, con
desesperación, empieza un tratamiento intensivo para agili-
zar su recuperación. Después de tres meses de tratamiento,
aguantando irritaciones de su propio dolor y viviendo semanas como si estuviera montada en una montaña rusa, unas
muy buenas y otras muy malas sintomatológicamente hablando, llegamos al objetivo de acabar con el dolor. ¿Crees
que ha sido magia? No, más bien esfuerzo, sacrificio, disciplina y compromiso.

Posteriormente, esa paciente me dijo: «Al principio
pensé que no llegaría a conseguirlo nunca, incluso empeoré
las dos primeras semanas», «Ha habido días en que lloraba
de impotencia ante el dolor», «Con lo bien que iba cuando
llevaba mes y medio y, de repente, la siguiente semana volvió el dolor con más intensidad. Aunque no era como al
principio, anímicamente estaba mal y me dio el bajón».

Así pues, ¿esto significa que ya ha terminado el tratamiento? Para nada. Objetivo uno: analgesia. ¡Conseguido!

Ahora vamos a mantener esa analgesia en el tiempo. ¡Que siga la fiesta! Continuamos trabajando con esta paciente tres meses más, hasta conseguir reforzar sus estructuras musculares para evitar que se sintiera débil en su vida cotidiana. Nuevamente, algunas de sus frases tras seis meses de tratamiento fueron: «Parece que soy más alta que al principio», «En casa me han dicho que ya no voy encorvada hacia delante», «¿Es posible que los pantalones me queden cortos? ¿Habré crecido?», «Tras estos meses sin caminar, ayer salí, tal y como me recomendaste, y anduve diez kilómetros por el campo, con subidas y bajadas. Al llegar a casa realicé el trabajo de elasticidad y hoy estoy como si nada». ¿Sigues pensando que hacemos magia? Yo soy más de pensar que la magia la puedes hacer tú, si quieres y te comprometes, y si dejas de quejarte y de esperar que alguien venga a salvarte.

Esta historia nos sirve para llegar a la siguiente conclusión: esta paciente se sometió a cirugía para solucionar su síntoma de dolor que, según su neurocirujana, estaba causado por una de las hernias que comprimía el nervio hacia el lado derecho. A pesar de que la intensidad del dolor se redujo en torno a un 20 o 25 por ciento, según la paciente, la recomendación de su neurocirujana fue que debía esperar más tiempo. Sin embargo, ella no esperó y optó por el tratamiento de seis meses bajo mi supervisión. No volvió a visitar a su neurocirujana hasta finalizarlo y con un informe mío en el que detallaba todas las restricciones que había detectado inicialmente y qué opción de tratamiento le recomendaba. En esa consulta, la paciente comentó a su médica: «Como no aguantaba con el dolor, decidí no esperar y fui a una consulta que un conocido me había recomendado. He estado seis meses haciendo rehabilitación y hoy vengo aquí sonriendo, porque no sufro ningún dolor desde hace tres meses». Asimismo, su médica le pidió el contacto del profesional que le había rehabilitado, y actualmente esa neurocirujana y yo nos conocemos en persona y colaboramos habitualmente por el bien de nuestros pacientes. ¿Jerarquía? ¿Egos? ¿Profesionales o titulaciones?

La moraleja de esta historia es que no puedes buscar al profesional por el título o profesión que tenga, sino por lo que sepa hacer y por su forma de trabajar. La neurocirujana ofreció la solución que consideraba mejor, y yo examiné un poco más en profundidad. En este caso, la paciente se recuperó plenamente; en otros, quizá el médico está por encima de todos y su ego acaba sacrificando a la persona a tratar.

Mi experiencia me ha permitido clasificar a los pacientes en tres categorías principales. Primero, están aquellos a quienes se les han propuesto soluciones invasivas, como cirugías, pero no están convencidos de que sean la mejor opción y buscan alternativas menos agresivas. Segundo, encontramos a los que ya se han sometido a una cirugía, pero los resultados no han sido los esperados, por lo que buscan mejorar su situación a través de la fisioterapia. Por último, hay personas que simplemente padecen de dolor de espalda, sin un diagnóstico previo, lo que nos obliga a iniciar un proceso de valoración exhaustivo para identificar la causa de dicho dolor y planificar el tratamiento adecuado.

Entonces, te preguntarás: ¿tendría que acudir a un fisioterapeuta? Pues la respuesta es que sí, pero no. Nada de poner cara de póker, ahora te lo explico. Desde mi perspectiva, el enfoque médico y el de algunos fisioterapeutas es totalmente diferente. La mayor parte de la comunidad sanitaria busca tratar la sintomatología, mientras que yo soy más partidario de ir al origen del problema para reducir los síntomas. Por este motivo, debes acudir a un fisioterapeuta, si ya has sido diagnosticado por otro especialista. Ahora bien, si quieres una solución más definitiva, lo recomendable sería visitar a un fisioterapeuta con un perfil muy concreto, es decir, uno especializado en biomecánica del cuerpo humano que, dentro de sus tratamientos, trabaje con técnicas compensatorias.

Con este caso concreto, quiero poner de manifiesto cómo la neurocirujana y yo conseguimos el objetivo, sin ni siquiera conocernos. ¿Podría haber ayudado a la paciente yo solo? En este caso concreto sí, pero en otros no. Por esta razón trabajo con otros profesionales, pero no con cualquier tipo. No me importa quién sea ni qué título tenga, sino que no esté centrado en la jerarquía ni en su titulación, y que priorice al paciente por encima de todo.

En definitiva, quiero que retengas algunas ideas importantes: en la gran mayoría de las lesiones discales, e incluso simples lumbalgias o lumbociáticas, cervicalgias o cervicobraquialgias, la inflamación y el dolor son sólo consecuencias. Las causas serían, en un porcentaje muy elevado, lesiones mecánicas, como las de la paciente del caso anterior, y, en un porcentaje menor, accidentes traumáticos.

De nuevo, cabe recordar que este libro no busca ofrecer una receta mágica para solucionar los problemas que se reflejan en un informe, sino que es un asesoramiento y una fuente de conocimiento. Así pues, es importante que te quedes con una idea que te permita encontrar la solución más adecuada para tu caso: la información es poder y, por ende, nos acerca más y mejor a la elección correcta.

5.2. ¿QUÉ CARACTERÍSTICAS DEBE TENER UNA VALORACIÓN?

En mi caso, suelo realizar dos tipos de valoraciones: una presencial a pacientes que acuden físicamente a mi clínica, y otra por videoconsulta a los que residen a mayor distancia. Sin embargo, y por desgracia, no todos los pacientes son valorables a través de este medio, ya sea por dolores muy agudos que les impiden la funcionalidad o bien porque presentan movilidad reducida de forma significativa (lógicamente, valorar una funcionalidad en estos casos es muy complicado). El objetivo de esta valoración es determinar si con nuestro sistema de recuperación podremos ayudar al paciente y qué tratamiento sería el más adecuado. También cabe considerar, como indicaba en líneas anteriores, que necesitamos que el paciente tenga un mínimo de autonomía: a veces nos visitan personas de avanzada edad y con capacidades funcionales muy reducidas y polipatologías que se pasan el día en un sillón o incluso en la cama. Para este tipo de pacientes extremos, este sistema de recuperación no es el más apropiado, debido a que se trata de un tratamiento activo y el individuo debe poder moverse por sí solo para conseguir la mejoría.

Para estos casos más complejos, seguramente hay profesionales más especializados en otras técnicas pasivas que puedan ayudar a sus pacientes a mejorar sus síntomas, aunque no sea una solución total de la causa que provoca su cuadro clínico.

Asimismo, algunos incrédulos cuestionan la aplicación del tratamiento de forma intensiva semipresencial, o incluso sin presencia y con supervisión por videoconsulta. Cabe señalar que son tratamientos que están basados en técnicas compensatorias prácticamente en un 95 por ciento y con poca inversión en material, por lo que el paciente puede aplicarlos en su domicilio. Sólo se necesita esfuerzo, constancia, energía, actitud y ganas de recuperarse de verdad.

Como profesional, soy el 20 o 30 por ciento del tratamiento: análisis, valoración, asesoramiento, corrección en la ejecución de las técnicas compensatorias, estudios de la evolución del paciente, etcétera. Como paciente, eres el 70 u 80 por ciento: realizar cada día el trabajo pautado, aprender a hacerlo correctamente, modificar tu estilo de vida si fuese necesario, etcétera. Sin esta responsabilidad tu tratamiento será un fracaso.

Para que la valoración de un profesional especializado tenga validez, siempre desde mi punto de vista, ésta no se debe realizar únicamente con el paciente tumbado en una camilla, sino que debe moverse para ver qué ocurre en su cuerpo. Una vez valorado, hay que relacionarlo con la zona donde se da el cuadro clínico. Para verlo más claro, vamos a considerar de nuevo el ejemplo de la paciente de cincuenta años que sufría lesiones a nivel lumbar.

¿En qué me centré para realizar su valoración? Primeramente, en valorar la elasticidad de los grupos musculares que más pueden afectar a su zona lesional, en este caso, testé gemelos, isquiotibiales en diferentes angulaciones, cuádriceps, glúteos y piramidales. Con los datos que obtuve, me di cuenta de que ni sus tobillos ni sus caderas funcionaban correctamente y tenía reducido su rango de movimiento. Frente a ello, inicialmente no realicé valoración de fuerza muscular, debido a la irritación que presentaba la paciente. ¿Por qué valoré estos grupos musculares y estas articulaciones? Porque son los que están relacionados directamente con la zona donde presentaba sus dolencias.

Posteriormente, aprecié que su pelvis estaba también desequilibrada y tenía una sacroilíaca bloqueada. Con esta información, empecé a trabajar con la paciente. Como te explico, cada zona lesional tiene relación con otras partes de tu cuerpo y, por consiguiente, con los grupos musculares que forman parte de ellas. Dado que como lector puede que no tengas un conocimiento específico y no quiero hacerte empeorar, no te contaré más; simplemente te recomiendo que, si ves que tu caso puede ir acompañado de alguna lesión de cierta gravedad, más allá de un dolor de espalda general, no te la juegues, pide ayuda y busca asesoramiento en algún profesional que pueda guiarte en tu proceso de curación.

Una vez que tienes una valoración completa, ha llegado el momento de iniciar el tratamiento y valorar si quieres esforzarte para recuperarte. Así, si la persona que presenta la patología no está cien por cien dispuesta al compromiso, el esfuerzo y la disciplina, y a cambiar parte de su estilo de vida, desde la alimentación hasta sus hábitos de movimiento diario, puede mejorar, pero nunca llegará a estar del todo bien.

Personalmente, considero que un paciente con una lesión severa no va a conseguir curarse siguiendo un programa general. Esto es aplicable a la alimentación, entrenamiento, rehabilitaciones y a casi cualquier situación de tu vida en la que una de las variables sean las personas. Cada individuo es diferente, y las recetas mágicas pueden ayudarte a mejorar si sólo son lesiones o dolores muy generales. Ahora bien, debes tener claro que esto no es un juego; se trata de tu salud y, por tanto, de tu vida.

6

Conceptos básicos para reparar la mecánica de tu cuerpo y fases del tratamiento

> Nada en el mundo vale la pena tener o hacer a menos que signifique esfuerzo, dolor, dificultad. Nunca en mi vida he envidiado a un ser humano que llevó una vida fácil. He envidiado a muchas personas que llevaron vidas difíciles y las llevaron bien.
>
> THEODORE ROOSEVELT,
> expresidente de EE. UU.

En este capítulo vamos a incidir en las fases que componen el proceso de recuperación de las lesiones de espalda. Antes explicaremos unos conceptos que nos permitirán centrar nuestro enfoque y, sobre todo, entender el motivo por el que actuamos como lo hacemos y por el que nos sometemos a un tratamiento en que habrá que esforzarse. En conclusión: comprender y conocer para no tener sensación de pérdida de tiempo y, por ende, frustración.

Algunos de estos conceptos puede que generen controversia con algunas de las tendencias actuales utilizadas en la recuperación de lesiones, sobre todo con algunos principios de lo que denominamos readaptación de lesiones. Desde mi perspectiva profesional actual, y tras haber pasado por las dos formaciones oficiales que te dan acceso a trabajar la readaptación de lesiones (la Fisioterapia y la formación en Ciencias de la Actividad Física y el Deporte), me gustaría aprovechar esta oportunidad para aportar mi opinión, personal y profesional, sobre este tipo de disciplina o terapia, así como del sistema que forma a esos *profesionales*.

Así pues, me escucharás decir a menudo que no considero que una persona titulada sea directamente una profesional, por simplemente estar en posesión de una titulación, la cual sólo acredita a esa persona a ejercer en un determinado puesto de trabajo. Del mismo modo, no creo que una persona que obtenga una licencia para conducir un vehículo sea al día siguiente una gran conductora. El problema es que socialmente nos han contado que esto es así, es decir, soy fisioterapeuta y ya sé tratar lesiones; soy médico y ya sé curar enfermedades.

Ahora bien, ¿por qué la mayoría de las personas, cuando vamos a adquirir cualquier producto o servicio hoy en día, a veces sentimos en nuestro interior la desconfianza del *profesional* que tenemos delante? Este comentario lo escucho frecuentemente en mi consulta, y es extrapolable al médico, mecánico, fontanero, fisioterapeuta, etcétera. Cuando he entrevistado a fisioterapeutas o profesionales de la salud, recién titulados, mayoritariamente dan más importancia a aspectos relacionados con sus títulos, el horario, el salario o los días de vacaciones. Pero ¿cómo te ha dado tiempo a aprender a resolver una lesión si te has graduado recientemente y en la universidad, exceptuando las prácticas de unos meses, no te enseñan casos reales? Como señalaba en un capítulo anterior, a este tipo de personas que no tienen experiencia, pero que les han hecho creer que son unos *cracks*, las llamo, con todo el cariño del mundo, *tontos motivados*.

Quizá más de uno pensará: «Si no empiezan, nunca serán buenos profesionales». Estás en lo cierto, pero me gustaría hacerte una pregunta más: si tienes que operarte del corazón, ¿prefieres que te opere un cardiólogo que tenga veinte años de experiencia o uno que terminó su formación hace dos meses? El objetivo de esta explicación no es menospreciar a la gente joven, ni mucho menos, sino lanzar la reflexión de en qué manos ponemos nuestra salud (cuando hay pocas cosas más en la vida tan valiosas). Así, la diferencia entre titulado y profesional está en la ética profesional y, evidentemente, en la experiencia que nos hace adquirir conocimiento y el compromiso con el paciente.

En cuanto al tema de la readaptación física, funcional, deportiva, o como uno quiera denominarla, se supone que los estudiantes de Ciencias de la Actividad Física estudian para ser readaptadores de lesiones (recuperadores físicos de toda la vida), pero la ley no les ampara, ya que ésta considera que es una capacitación de los fisioterapeutas siempre que exista lesión o dolor, o se aplique con un fin terapéutico. Por otra parte, respecto al ejercicio terapéutico aprendido en la Facultad de Fisioterapia, si los anteriores no tienen conocimiento de lesiones, éstos no lo tienen de ejercicio, pero la ley les ampara. Por tanto, volvemos a llegar al término *tonto motivado*, es decir, no sabes demasiado sobre el tema, pero como la ley te ampara aplicas tratamientos de baja calidad para desprestigiar una herramienta con gran poder de curación como el ejercicio terapéutico.

Como lector o paciente, la conclusión es la siguiente: el readaptador sabe de ejercicio, pero la ley no le ampara porque no sabe lo suficiente de lesiones, y al fisioterapeuta sí que le ampara, pero no conoce suficientemente de ejercicio, aunque se supone que sí tiene conocimiento de lesiones. Entonces, ¿adónde debo acudir? Al profesional. ¿Y quién es el profesional? Yo no lo sé, así que te va a tocar hacer una investigación entre amigos, conocidos, familiares y demás para que te cuenten su experiencia. Cuando encuentres uno que reúna los requisitos que estás aprendiendo en este libro, ¡adelante! Como decía aquel anuncio del detergente de toda la vida en la televisión: «Busca, prueba y compara y, si encuentras algo mejor, cómpralo».

Ahora que ya sabes un poco más sobre titulados, profesionales y herramientas terapéuticas, estás listo para conocer algunos de los conceptos para afrontar un tratamiento basado en ejercicio correctivo. Como su propio nombre indica, si es *correctivo*, debe corregir. Pero ¿corregir qué? Aquellas alteraciones mecánicas que se han producido en tu cuerpo a lo largo de los años, o por accidentes, y que han acabado provocándote lesiones o síntomas dolorosos.

6.1. Concepto de lo analítico a lo global

A grandes rasgos, el concepto del trabajo analítico al global significa que primero hay que partir de lo básico, sencillo, analítico, para llegar a lo complejo, difícil o global. En este sentido, si no haces lo básico, ¿cómo vas a hacer lo complejo? Por ejemplo, si no sabes andar, ¿cómo vas a correr? Si no sabes montar en bicicleta, ¿cómo vas a subir un puerto de montaña con ella? Si no has entrenado y no tienes resistencia física, ¿cómo vas a correr una maratón?

Cada día recibo en consulta a pacientes que realizan ejercicio físico: unos salen a caminar, otros a correr; algunos juegan a pádel, otros hacen natación o ciclismo. También hay un gran porcentaje, o casi la mayoría, que no hacen nada, lo cual me entristece sobremanera, porque pienso que nuestro cuerpo está diseñado precisamente para moverse cada día. Además, muchas patologías tienen el sedentarismo como denominador común.

En estos casos, intento hacer entender al paciente que sufre una limitación de movilidad en una cadera que sus músculos son los principales responsables de ese déficit de movimiento y que, por ende, han perdido su funcionalidad. Entonces, la pregunta es obvia: «¿Cómo intenta usted salir a correr o a caminar si tiene una cadera con restricción de movilidad?». Si tenemos alguna articulación funcionando con restricción de movimiento, o simplemente ha perdido un 30 por ciento de sus rangos funcionales de movilidad, nuestro cuerpo no se va a mover de forma adecuada y, por tanto, acabará descompensando otra u otras articulaciones en otras partes de nuestro cuerpo. Todo esto provocará la aparición de más lesiones y que la que ya tenemos se agrave. Así pues, un círculo vicioso que parece no encontrar fin.

No obstante, aquí es donde entra en juego nuestro enfoque de lo analítico a lo global: primero se debe reparar la cadera y la musculatura encargada de su movilidad y estabilidad y, posteriormente, una vez recuperadas, avanzar hacia el ejercicio físico o deporte de preferencia. ¿Qué conseguimos entonces? Practicar deporte con mayor seguridad, menos riesgo de lesiones, mejor recuperación muscular postejercicio, mayor rendimiento, etcétera. En resumen, más calidad de vida al reducir el riesgo de padecer lesiones no traumáticas.

En este ejemplo concreto, y con esta forma de entender las lesiones, mi trabajo consistiría en analizar y valorar el estado de los flexores, extensores, aductores y abductores de la cadera de este paciente para determinar en qué musculatura encontramos las restricciones para trabajarlas y corregirlas. Más adelante, ya recuperada la movilidad, valoraremos si los estabilizadores están dotados de la fuerza suficiente para que las recaídas no sean fáciles ni frecuentes.

Para ello, hay que iniciar un trabajo específico de elasticidad muscular, para que nuestras articulaciones puedan movilizarse dentro de sus rangos normales. No sirve cualquier tipo de estiramiento, sino que hay que abogar por aquellos ejercicios de elasticidad muscular analíticos, trabajando músculo por músculo, para que posteriormente podamos llevar a cabo ejercicios más globales y aplicados adecuadamente para cada paciente y cada lesión.

Si hacemos referencia al trabajo de fuerza muscular, el criterio sería justo el mismo. Primeramente, trabajaríamos ejercicios analíticos, músculo por músculo, y, una vez cada grupo muscular haya sido dotado de la fuerza necesaria para que el paciente pueda desarrollar su vida cotidiana, arranquemos con un trabajo de fuerza más globalizado y, por tanto, más funcional.

En definitiva, ante un dolor físico o un problema de espalda, nuestro cuerpo no se reduce a un trillado «haz natación, que es el deporte más completo que existe». Ojalá fuera tan fácil como hacer unos largos para que todos los dolores desaparecieran y para que los músculos recuperaran su elasticidad y funcionalidad. Se precisa de un trabajo más concreto, personalizado y estructurado.

Asimismo, hoy en día encontrarás muchos trabajos de recuperación de lesiones denominados de calidad del movimiento, de patrones primarios del movimiento, de patrones globales, entre otros. Ciertamente, son trabajos de movimiento geniales, pero para cuando el paciente esté recuperado (ocurre lo mismo que con lo que hemos comentado anteriormente acerca del pilates, la natación, etcétera). Por ejemplo, si una persona tiene una restricción de movilidad de la cadera, por restricción de elasticidad del isquiotibial y cuádriceps, que, a su vez, cursa con molestias lumbares, haciendo este tipo de trabajos es posible que mejore, siempre que no tenga ninguna lesión que aumente la sintomatología dolorosa. En el caso de tener alguna lesión añadida, es mejor que se recupere de su lesión antes de iniciar este tipo de actividades.

Por tanto, si no tienes A, no puedes hacer B, y mucho menos C. Sin embargo, si decides hacer C, deberás asumir las consecuencias y no echarle toda la culpa después a la persona que te recomendó los ejercicios, porque ambos sois culpables.

6.2. Principio de alineación

La triste realidad es que, cuando un paciente acude a consulta, normalmente no lo hace por un mal menor, es decir, por una lesión reciente y sencilla, sino porque lleva padeciendo molestias durante un largo tiempo, incluso años.

El ser humano es fascinante, así como su cuerpo. Somos capaces de adaptarnos a situaciones de lo más incómodas y desagradables. Costumbre, lo llaman. Entonces, ante un dolor prolongado, el cuerpo busca su supervivencia de manera natural, por lo que, si tengo alguna alteración mecánica, lo compensará afectando a otra zona cercana. Esto generará un efecto lesivo en cadena, llegando al extremo de que recuperar la movilidad y la funcionalidad será imposible. Las cosas serias no se arreglan por arte de magia.

¿A qué llamamos principio de alineación?

Este principio tiene como objetivo que nuestro cuerpo esté en compensación y que nuestras articulaciones puedan realizar sus funciones en la posición para la cual fueron diseñadas. En definitiva, intenta que, cuando un paciente realice la ejecución de las técnicas correctivas, sea capaz de llevar tanto la zona trabajada como las otras articulaciones relacionadas a una posición de máxima alineación y equilibrio entre ellas, para buscar la optimización del cuerpo.

A menudo nos encontramos el problema generado por la no atención temprana de la lesión y, al llevar tanto tiempo en descompensación, el cuerpo ha viciado la posición. Cuando el paciente pierde la percepción visual de su cuerpo, cree que su posición está alineada o equilibrada y, cuando ejercemos cualquier corrección, siente que justamente esa posición correctiva no es la equilibrada para él. Se trata de un juego mental como cualquier otro. Podemos estar muy convencidos de algo, pero no tiene por qué ser la realidad: que hayas mantenido una posición más de media vida no significa, ni de lejos, que sea la correcta; sólo es a la que te has acostumbrado y la que te nace de forma espontánea y automática.

Por tanto, para conseguir este tipo de alineación, son fundamentales las correcciones del profesional que te trata y te enseña, además de la ejecución posterior y continuada de cada técnica correctiva. Como ya he repetido hasta la saciedad, entre el 70 y 80 por ciento del éxito depende del paciente y de su actitud de esfuerzo y aprendizaje. ¿Acaso las cosas más importantes que se consiguen en la vida caen del cielo? ¿Te toca la lotería sin comprar un boleto? ¿Se aprueba un examen sin haber estudiado absolutamente nada de la materia? ¿Se conserva un puesto de trabajo sin ejecutarlo bien? ¿Se mantiene vivo el amor si tratamos con desdén e indiferencia a nuestra pareja? Siempre hay un trabajo que hacer; tenemos que involucrarnos, participar activamente y esforzarnos. Asimismo, ¿por qué para algunas cosas sí que lo hacemos y para otras no? ¿La salud debe ser responsabilidad absoluta de alguien más que no seas tú? El propio paciente es el que debe colaborar y preocuparse de su estado. Sin eso, todo es en balde.

Relacionándolo con todo lo mencionado anteriormente, hay que especificar que cualquier ejercicio correctivo pretende corregir la postura que nuestro cuerpo ha adoptado para su supervivencia y que, por desgracia, ha ido generando sucesivos males que empeoran el estado de las articulaciones y los músculos. Justo por este motivo, la gran mayoría de los ejercicios correctivos pueden llegar a ser dolorosos, en mayor o menor medida, en función del estado del paciente. Al pan, pan, y al vino, vino. Curarse sin un ápice de molestia no siempre es posible.

Es aquí donde yo entro en un conflicto personal, y estoy en desacuerdo con algunos criterios de la fisioterapia y la medicina, en las que se indica que la recuperación de lesiones no tiene que ser dolorosa. Basándome en mi experiencia, cuando he conseguido los resultados óptimos para mis pacientes en un espacio-tiempo favorable, en el 95 por ciento de los casos ha sido con un tratamiento que ha resultado doloroso y que ha conllevado esfuerzo, sacrificio y lucha. También cabe considerar que, para hablar de dolor, hay que tener un poco de conocimiento: qué tipo de dolor es, qué ocurre si al realizar un ejercicio me irrita, si debo continuar o dejarlo, etcétera. Por esta razón, hay que enseñar a cada paciente a tratar con su cuerpo y su lesión para que se recupere y no vuelva a padecer esos síntomas que hoy le incapacitan o le preocupan.

Así, cuando un paciente ejecuta un ejercicio, ya sea de fuerza o de elasticidad, hay que analizar previamente su postura lesiva y buscar corregirla. De esta forma, conseguiremos una optimización del rendimiento muscular y que su cuerpo pueda, al fin, moverse en las posiciones para las cuales fue diseñado.

6.3. Fases del tratamiento

Vamos a sumergirnos en una de las partes más importantes del libro: las diferentes fases del sistema SRC (Sistema de

Rehabilitación de Columna), a través del cual conseguirás reducir tu dolor de espalda e incluso recuperar lesiones de la columna vertebral de mayor entidad si las padeces. Como ya sabes, para lesiones concretas es posible que necesites un poco de ayuda para que puedan guiarte en el proceso de curación.

Ante todo, debes saber que el sistema está compuesto por tres fases principales: descompresión articular, estabilización y compensación musculoesquelética, e incremento de la seguridad para un mayor rendimiento. A continuación, podrás aprender más sobre cada una de ellas e implementar un poco más adelante tu trabajo de recuperación con mayor calidad y seguridad.

6.3.1. Fase 1. Descompresión articular

En esta primera fase, el objetivo es descomprimir articulaciones, es decir, dotarlas de la movilidad apropiada, permitiéndoles alcanzar los rangos funcionales para que puedan llevar a cabo las actividades de la vida cotidiana, sin estar sometidas a un sobreesfuerzo mecánico y, por tanto, provocando una inflamación, una irritación y una pérdida de funcionalidad articular.

Ahora bien, ¿en qué consiste la descompresión de una articulación? ¿Qué objetivos tiene? ¿Qué tiene que ver eso con mi dolor?

Descomprimir articulaciones significa sencillamente ampliar el espacio entre las estructuras óseas, para así evitar posibles fricciones o contactos al realizar algunos movimientos más exigentes en los que llevamos las articulaciones hasta sus rangos más extremos. Técnicamente se podría decir que lo que buscamos es reducir el exceso de congruencia articular (compresión articular). Por poner un ejemplo:

cuando un paciente acude a consulta con un diagnóstico de artrosis en alguna articulación vertebral, se debe a que esas piezas óseas que componen la articulación están en un mayor contacto del que deberían. ¿Podemos revertir esa artrosis? Claramente no, pero sí que podemos devolver la funcionalidad al tejido blando, principalmente muscular, que está aumentando la compresión entre esas dos estructuras. Este detalle nos permitirá lograr más fácilmente la analgesia deseada por los pacientes.

Así pues, al dotar de funcionalidad a esos tejidos reduciremos el contacto entre las piezas óseas de la articulación, ya que como daremos al músculo la elasticidad necesaria, no van a comprimir tanto y se van a mover mejor. Si además devolvemos al músculo la fuerza que debería tener para evitar que esas piezas vuelvan a aproximarse, habremos mejorado, además, la funcionalidad articular.

Volviendo a la pregunta sobre revertir la artrosis, lógicamente no la vamos a revertir, sino que evitaremos que se siga deteriorando al optimizar el funcionamiento articular. Por consiguiente, al impedir la compresión excesiva, puede que incluso se repare parte del tejido óseo dañado. Sin embargo, esto va a depender de aspectos multifactoriales relacionados con la capacidad de cada persona de regenerar el cuerpo: edad, características antropométricas, tiempo de lesión, etcétera.

Desde mi punto de vista, lo que nos permite mejorar es la corrección y la detención del contacto. En este punto, puede que nos preguntemos: ¿el dolor es malo? Siempre digo que más bien es nuestro *amigo*, uno de los de verdad, porque cuando aparece en nuestras vidas es para avisarnos de que hay algo dentro de nuestro cuerpo que no funciona correctamente o que alguno de nuestros sistemas corporales ha sufrido una alteración. Asimismo, la mayoría de las personas estamos diseñadas para aguantar el dolor, y por eso a menudo decimos: «Voy a esperar a ver si se me pasa». En realidad, si por ejemplo te has dado un golpe, es posible que en unos días la sintomatología mejore porque sufriste un traumatismo leve. Cuando aparece ese dolor sin haber recibido ningún traumatismo y sin haber llevado a cabo una actividad forzosa excepcional, puede ser un síntoma de que le has dado a tu cuerpo algo que no le convenía. En el caso del dolor de espalda o del mecánico, que cada día padecen más personas, puede deberse a que nuestro estilo de vida es tan sedentario que no proporcionamos al cuerpo aquello para lo que se diseñó. Basta con hacer diariamente diferentes movimientos, tan sencillos como agacharse y levantarse, saltar pequeñas alturas, caminar para ir al trabajo, coger pesos de forma habitual (cajas de agua, leche, sacos de patatas...), etcétera. Hoy en día las personas somos muy cómodas, y esa comodidad nos ha llevado hasta el dolor mecánico, el de espalda, y hasta la modificación de nuestras curvaturas de espalda. Por tanto, el aumento de la compresión discal ha llegado a provocar, en muchos casos, hernias discales, con las posturas repetitivas diarias como principal causa de la lesión.

Hace poco tiempo, en consulta, le explicaba a una señora, con artrosis en una de sus rodillas, y dolor de cadera y de espalda lumbar a consecuencia del tiempo que llevaba caminando de forma errática, el motivo de su dolor. Primero le pedí que me contase su rutina diaria (la señora está jubilada y tiene setenta y tres años, pero aparentemente no se la veía torpe): se levanta por la mañana, hace las tareas de casa y se sienta a ver la tele desde media mañana hasta la hora de comer; después recoge la cocina y se vuelve a sentar a ver una novela en la televisión; por la tarde sale a dar un paseo con su marido (cada día es más corto porque le duele todo) y, al llegar a casa, se vuelve a sentar a ver la televisión otro rato, cena y ve nuevamente la tele hasta la hora de dormir.

¿Adivinas qué le respondí? Primero, que su vida me parece *apasionante* (vamos, que está esperando a que llegue el día del juicio final), sin objetivos ni motivaciones. Aparte, que se mueve menos que un perchero y, por tanto, no me extraña que tenga esos dolores, e incluso que a partir de ahora aparezcan más. Ella me indica que toma tres pastillas diferentes, pero que no le dan ningún resultado, lo que es normal, ya que su problema no se cura con pastillas, sino moviéndose y dejando de estar sentada tantas horas. A continuación, le expliqué que podía sacarle el dinero fácilmente para aliviarle el dolor, pero no para mejorar realmente, y le recomendé invertir en la compra de una bicicleta estática y cambiarla por su sillón (como máximo sería un gasto de 150 euros). Entonces le planteé un reto de treinta días: que hiciera bicicleta los primeros quince días sin salir a caminar y, después de esos quince, que siguiese con la bicicleta y que también retomase su paseo (siempre en el caso de que no le apareciera un dolor importante en la rodilla para evitar irritaciones). Quedé en verla nuevamente en consulta después de un mes y, curiosamente, transcurrido ese tiempo, ya no acudió con un bastón como anteriormente. Enseguida le pregunté por su dolor de cadera y de columna lumbar, y me confesó que casi no los notaba y que el de la rodilla había bajado a la mitad más o menos. Resulta que había retomado su paseo con normalidad, porque ya no le dolía, y que el único problema que tenía era el culo dolorido del sillín de la bicicleta. «Lo siento, señora, hay que hacer callo», le respondí entre risas.

Cuatro meses después de la primera visita, estoy escribiendo estas líneas y acabo de llamarla para saber cómo está ahora. Me confirma que ya no tiene dolor y que incluso se puede agachar y levantar mejor que desde hace mucho tiempo. Además, se cansa menos al subir las escaleras (había mejorado la capacidad aeróbica) y actualmente sólo hace dos sesiones de cuarenta y cinco minutos al día de bicicleta, y el resto está en el sillón, aunque al principio fueron varias horas diarias, lógicamente sin esfuerzo, sólo movilizando. En conclusión, tiene claro que no va a dejar la bicicleta, porque además le permite hacer ejercicio los días que llueve o hace mucho frío, cuando antes no salía de casa ni a pasear esos días. En definitiva, este caso es un ejemplo de que si no solucionamos el dolor de espalda provocado por una lesión de rodilla acabará afectando a otras zonas. Por este motivo, si tratamos el síntoma del dolor y no la causa que lo provoca, la paciente padecerá lesiones múltiples.

Volviendo a las preguntas formuladas al inicio de este bloque: a pesar de que todas estas explicaciones suenen estupendamente y tengan mucho sentido, lo que te importa como paciente es suprimir tu dolor. Pues bien, el objetivo principal de esta fase de descompresión es precisamente éste: la eliminación de ese dolor incapacitante que no sólo afecta a tu parte mecánica, sino que incluso mina anímicamente, porque impide hacer lo que a uno le apetece en cada momento.

«No me preocupa tu espalda, me preocupa tu cabeza», me escuchan decir con frecuencia mis pacientes. ¿Por qué lo repito tanto en consulta? Porque tengo claro que este tratamiento funciona para el dolor de espalda, y está más que probado, pero también reconozco que no soy una deidad, y que si el paciente no tiene energía para pelear contra el problema, el mal persistirá. Por ello, es comprensible que pacientes que lo han probado todo, que han pasado por cirugías y que llevan años medicándose, que no pueden disfrutar del deporte o de simplemente coger a su hijo o nieto en brazos, lleguen con el ánimo por los suelos. La mentalidad es la clave en la recuperación, pero la capacidad de sacrificio puede verse mermada tras un largo proceso doloroso. Esto es lo que más me preocupa, porque tengo herramientas para la espalda, pero no tanto para su cabeza, ya que no es mi especialidad.

Muchas veces he dedicado gran parte de la consulta a hablar con un paciente, motivarle y mentalizarle de que no está solo en esto, que nosotros lo apoyamos y que va a ser capaz de hacer un esfuerzo más por su salud. Una especie de terapia para sanar no sólo el dolor de espalda, sino el dolor espiritual, para acabar con la incomodidad e incapacidad que arrastra durante más tiempo de lo deseado. Lamentablemente, son muchas las ocasiones en las que las dos cosas van de la mano.

Así, los objetivos de esta fase a nivel fisiológico serían:

1. Ganar elasticidad muscular que nos permitirá recuperar los rangos articulares de movimiento.
2. Mejorar la funcionalidad de la articulación para reducir inflamaciones en tejidos blandos y óseos y, por tanto, minimizar y posteriormente eliminar el dolor, recuperando de momento parte de la calidad de vida.

En esta primera fase nos centraremos en un trabajo analítico y específico de elasticidad muscular en los grupos que hayamos detectado en nuestra valoración biomecánica funcional que presentaban restricciones de movimiento y acortamiento de tejido muscular, provocando una mayor congruencia articular. Muchos pacientes cuando en esta primera fase no realizan ningún ejercicio de fuerza les aparecen los miedos de la pérdida de masa muscular, y su médico les recomienda realizar ejercicios de fuerza para ganar esta masa. Ahora bien, aunque me gusta ceñirme a la biología, la fisiología, la bioquímica y el metabolismo del cuerpo humano, la ciencia también refrenda lo siguiente:

- **Estudio de Simpson *et al.* (2017)**: Se observaron incrementos en el grosor muscular del 5,6 por ciento con un estímulo de estiramiento de tres minutos diarios durante cinco días a la semana.
- **Investigación de Panidi *et al.* (2021)**: Mejoras significativas en el rendimiento y el grosor musculares de hasta un 23 por ciento, tras doce semanas de entrenamiento de estiramiento.
- **Revisión de Zvetkova *et al.* (2023)**: Destaca los efectos terapéuticos y de curación del estiramiento estático prolongado en la flexibilidad, la reducción de la rigidez muscular y la mejora de la amplitud de movimiento.

Así pues, con el trabajo de elasticidad correctamente pautado se incrementa el grosor muscular, entre otros beneficios. Ahora lo que debes saber es que no es lo mismo ganar masa muscular que tener fuerza, pero de eso te hablaré un poco más adelante.

Por supuesto, no nos olvidamos en ningún momento del concepto explicado anteriormente de partir de ejercicios analíticos hacia globales. Si en esta fase nos dedicamos a hacer directamente movilizaciones globales o trabajos de movilidad articular, provocaremos irritaciones articulares y, en consecuencia, un incremento del dolor tanto en puntos iniciales como en otros nuevos. El trabajo de movilidad lo consideramos un trabajo necesario, pero global, por tanto, lo introduciríamos posteriormente, cuando las estructuras que han provocado la lesión estén totalmente recetadas y el dolor del paciente haya sido reducido.

Otra de las preocupaciones de la mayor parte de los pacientes es la duración del tratamiento, que puede ir desde los dos meses hasta los seis o incluso más, siempre dependiendo de las características y lesiones de cada uno. Los tratamientos tienen que ser lo más individualizados posibles, enfocados a la vida de cada persona para conseguir el éxito con la mayor brevedad, y tener un objetivo claro de recuperación de la lesión de forma definitiva. Por este motivo, recomiendo huir de los tratamientos protocolarizados, en los que los profesionales aplican la misma pauta para un paciente de treinta años que se dedica al deporte que para otro de setenta que ha vivido siempre sentado en un despacho, porque es imposible que necesiten lo mismo. A pesar de que afirmo que muchas veces con una serie de protocolos básicos, que te adjuntaré en este libro, conseguirás mejorar o incluso eliminar el dolor si no tienes lesiones que lo compliquen, también reconozco que en los casos en los que hay lesiones o cirugías de por medio, la solución va a salir de manos y mentes expertas.

6.3.2. Fase 2. Estabilización muscular

Una vez hemos conseguido recuperar el máximo rango articular a través de un trabajo principal de elasticidad de los tejidos blandos, ya habremos conseguido reducir el dolor del paciente de forma considerable, e incluso en algunos casos en su totalidad. Ahora, comenzamos con la fase de estabilización y compensación de aquellos tejidos que presentaban descompensación.

Aquí toma protagonismo el trabajo de fuerza, sin olvidarnos de complementarlo con el trabajo realizado hasta el momento. Siempre debes tener en cuenta que, si tu sistema muscular es capaz de mantener el equilibrio entre elasticidad y fuerza, tendrás la movilidad adecuada y la estabilidad necesaria para compensar los desequilibrios a los que sometemos el cuerpo en el día a día.

Por tanto, continuaremos trabajando el cuerpo para

darle una mayor estabilidad. Al igual que un edificio, nuestro cuerpo necesita tener unos buenos *cimientos* para que no se derrumbe. ¿Qué significa esto? Que es fundamental tener unas piernas fuertes para aumentar esa estabilidad en cada uno de los movimientos que hacemos en nuestra vida cotidiana. De este modo, existen algunas zonas fundamentales a la hora de reforzar las estructuras musculares para que nuestro sistema no sufra al realizar dichas actividades cotidianas. Anteriormente, hemos citado las piernas como parte principal de nuestra *cimentación*, pero en el conjunto de las piernas también se incluyen los glúteos, fundamentales para dotar de una buena estabilidad y capacidad de soporte a las caderas, principales responsables de los desequilibrios sufridos en la columna lumbar.

Asimismo, otra de las zonas relevantes para trabajar es la abdominal, o como se dice hoy en día, el *core*. Vas a encontrar a muchos entrenadores, recuperadores o *coaches* que entrenan la musculatura abdominal para marcar el *six pack* (los cuadraditos abdominales de toda la vida). Para mí la musculatura abdominal es más importante que la musculatura lumbar, en lo que a estabilización de columna lumbar se refiere, por dos razones. Primero, por el tamaño, puesto que la musculatura abdominal es más voluminosa que la lumbar. Y, después, porque trabajamos mucho más la zona abdominal que la lumbar, por la funcionalidad de los principales movimientos de nuestra vida; de hecho, la mayor parte de las personas que llevan a cabo tareas repetitivas, e incluso forzosas, acaban lesionando su columna lumbar por déficit de fuerza en su musculatura abdominal o *core*.

Por otro lado, otra zona que trabajar a nivel muscular es la musculatura dorsal, considerada como estabilizadora y retractora escapulares. ¿Significa esto que hay que hacer dominadas? Si piensas así, vas a acabar metiéndote en un pozo, así que espera y sigue leyendo un poco más. En este preciso instante alguien estará pensando: «Vamos, que las dominadas son malas». No he dicho eso en ningún momento; considero que si se hacen correctamente es un ejercicio muy completo para la mitad superior del cuerpo, pero el problema aparece cuando no tienes fuerza suficiente en dorsal ancho, bíceps, trapecio, romboides, deltoides, pectoral e incluso en algún grupo muscular más y te pones a hacer dominadas. A mi forma de entender, esto es ir por encima de tus posibilidades y, por tanto, acabarás provocando una lesión, no necesariamente de espalda, pero que puede llegar a afectarla también. Con este ejemplo, queda mucho más claro el concepto de lo analítico a lo global: si no dotas de fuerza muscular y funcional a estos grupos musculares, no podrás ejecutar con seguridad una dominada.

Ahora, retomamos la importancia del trabajo de musculatura retractora y estabilizadora escapular. Si te fijas en las personas de tu alrededor, seguro que la gran mayoría presenta los hombros caídos hacia delante, generando un incremento de la actitud cifótica (comúnmente conocida como *chepa*) en la columna vertebral dorsal. A su vez, con el paso del tiempo, esto acabará provocando una rectificación de la columna cervical, porque las estructuras de la cintura escapular ejercerán una mayor presión sobre las cervicales inferiores y, por tanto, al modificar la posición de los hombros y la columna cervical el riesgo de lesión cervical aumentará. Esta musculatura dorsal, en especial el músculo dorsal ancho, también colabora con la estabilización de la columna lumbar.

Para cerrar esta explicación, si consigues tener estas tres zonas (piernas, zona abdominal y musculatura estabilizadora y retractora escapular) en un estado de fuerza óptimo, el riesgo de padecer lesiones de columna vertebral se reducirá significativamente y, en caso de tener ya la lesión, te ayudará a ser más resistente y así evitar recaídas.

Volviendo al concepto de la estabilidad, será la que hará que otras estructuras no sufran las consecuencias de unas piernas debilitadas y se vean obligadas a generar compensaciones a otros niveles y, por tanto, lesiones futuras. Creo que he repetido esta idea tantas veces que es imposible que no te la hayas aprendido. Además, con suerte, la habrás interiorizado y pensarás en esta insistencia cada vez que te encuentres ante un dolor o una postura inadecuada.

En conclusión, aquí nuestro objetivo es fortalecer grupos musculares grandes que forman parte de nuestros muslos, caderas y pelvis, zona abdominal y de cintura escapular. Considero que son las partes donde encontramos las articulaciones más importantes para la estabilidad de la columna vertebral, como los hombros y las caderas. Desde ahí comenzaremos a reconstruir nuestro cuerpo para recuperar las capacidades perdidas y hacerlo más funcional, estable, fuerte y, sobre todo, más resistente a sobrecargas, logrando respuestas de calidad ante aquellas cargas diarias, posturas mantenidas poco recomendadas, posiciones repetitivas y demás. Así, conseguiremos el objetivo de tener un cuerpo más fuerte y menos vulnerable.

Cuando nos referimos a fortalecer, siempre se genera un poco de desconcierto o incluso controversia, y muchos pacientes lo asocian a ir al gimnasio y entrenar las típicas tablas de ejercicios globales, como *press* de banca, *curl* de bíceps y sentadillas organizadas en tres o cuatro series de 15 o 20 repeticiones. Personalmente, no considero que sea la forma más adecuada de enfocar la fuerza en una patología de columna como puede ser una hernia discal, porque la gran mayoría de estas lesiones tienen su origen en posturas repetidas o mantenidas, frente a las que nuestro cuerpo no ha sido capaz de conservar su estabilidad y funcionalidad. En consecuencia, esto se convierte en el causante de descompensaciones de tejidos blandos y aumento de la carga a nivel intraarticular, llegando incluso a dañar el disco por compresión excesiva. Desde esta perspectiva, considero que trabajar la fuerza de la forma más adecuada para mí sería un tipo de planteamiento bien orientado a la fuerza-resistencia de nuestros músculos. Es decir, poner el foco en un tipo de carga que, aunque sea de menor peso, se base en repeticiones máximas, logrando someter al tejido muscular de forma diaria a un *estrés por cargas*, para que se adapte a trabajar de esta forma. De este modo, cuando uno trabaje ocho horas sentado o, en contrapunto, ocho horas de pie sometiendo el tejido muscular a cargas, éste responda correctamente y le permita aguantar lo mejor posible ese tiempo, haciendo que el cuerpo sufra lo menos posible. Todo esto se puede entrenar, exactamente igual que podemos entrenar el cuerpo para cualquier modalidad deportiva.

Veámoslo con un ejemplo: imaginemos que un atleta corre carreras de cien metros lisos. ¿Acaso entrenará diariamente corriendo series de cinco mil o diez mil metros? No tendría mucho sentido, ¿verdad? Si la prueba en la que compite es superexplosiva y requiere rapidez, estas segundas opciones de mayor resistencia no le harían incrementar su rendimiento. Por esta razón, recomiendo el tratamiento de cada paciente personalizado acorde a su vida, independientemente de si trabaja en un restaurante o en una oficina, o de si se trata de un deportista profesional.

Ahora bien, quiero dejar clara otra idea: un músculo duro, como me dicen muchos pacientes, no es un músculo fuerte, al igual que tampoco lo es un músculo muy desarrollado. Sé que esto puede generar controversia, pero lo voy a explicar con un ejemplo real. Tengo pacientes *power lifters* aparentemente muy fuertes que realizan una serie de movimientos con grandes cargas, pero cuando se lesionan detectamos mediante el trabajo de forma analítica por músculo que hay varios debilitados, los cuales, en un movimiento global, se *tapan* por los otros músculos más fuertes. En estos casos son músculos muy grandes en cuanto a tamaño, pero no son funcionales y, por tanto, acabarán lesionándose con el tiempo.

En este punto cabe explicar dos conceptos básicos más, muy relevantes para comprender mejor la fuerza del tejido muscular. Desde el enfoque de la fisiología muscular, es fundamental saber que la apariencia y la funcionalidad del tejido muscular no siempre están alineadas. Las diferencias entre un músculo duro, uno grande y uno fuerte son claras y obedecen a distintas características biológicas y científicas. Por un lado, un músculo duro tiene la rigidez como característica principal, ya que la dureza la causa la rigidez del tejido conjuntivo que lo rodea y puede ser consecuencia de factores como la fibrosis (el aumento del tejido fibroso en el músculo) o la contracción permanente de las fibras musculares, conocida como espasticidad. A menudo, este tipo de músculo se siente tenso al tacto y puede limitar el rango de movimiento, sin necesariamente correlacionarse con una mayor capacidad de generar fuerza.

Por otro lado, un músculo de gran tamaño no implica un aumento proporcional en la fuerza. La hipertrofia muscular, que es el crecimiento del tamaño de los grupos musculares, puede ser resultado de un entrenamiento con altas cargas de resistencia o de factores hormonales. En este concepto es importante distinguir entre hipertrofia sarcomérica, que afecta directamente a la fibra muscular, es decir, a la parte contráctil del músculo, y por otra parte la hipertrofia sarcoplasmática. Ésta incide más sobre el sarcoplasma, es decir, más sobre la parte voluminosa e incluso estética del músculo, pero no tiene capacidad contráctil. Debes saber que un músculo voluminoso puede carecer de la densidad de las fibras musculares necesarias para producir una fuerza considerable, si no ha sido entrenado específicamente para mejorar la eficiencia y la coordinación neuromuscular. Es decir, la hipertrofia no garantiza una alta fuerza muscular.

Finalmente, un músculo fuerte se caracteriza por su capacidad para generar una gran cantidad de fuerza. La fuerza muscular está relacionada con varios factores, incluyendo la densidad de las fibras musculares, la eficiencia del sistema nervioso para reclutar estas fibras y la composición de las fibras musculares (fibras de contracción rápida y lenta). Un músculo fuerte puede no ser excesivamente grande ni rígido; de hecho, muchos atletas de alto rendimiento presentan músculos que son relativamente pequeños en comparación con los culturistas, pero con una alta capacidad de generación de fuerza, debido a una excelente coordinación neuromuscular y una óptima densidad de las fibras musculares activas.

En resumen, la rigidez, el tamaño y la fuerza de un músculo son características que pueden variar entre sí. Comprender estas diferencias es fundamental para saber por qué trabajas de una forma u otra en cada fase del tratamiento y, además, te servirá si ya entrenas habitualmente o si lo quieres hacer una vez que te recuperes. Recuerda: lo importante no es hacer mucho, es hacerlo bien.

Volviendo al tratamiento, en esta fase, establecemos unos niveles personales de potenciación muscular acorde a ciertos aspectos de la persona como la edad, el tipo de lesión, el trabajo, si hace ejercicio de intensidad o no, si diariamente tiene hábitos de someter al cuerpo a cargas, etcétera. El fin de este diseño exclusivo es que cada persona aprenda a dar a su cuerpo lo que necesita en función de la vida que tenga en cada momento. Es más fácil cambiar tu cuerpo que cambiar de trabajo o de vida. Por este motivo, nuestro objetivo, aparte de reparar un problema mecánico del paciente, es empoderarle para que pueda sanar no sólo con respecto a una lesión específica, sino de cara a evitar problemas futuros.

Así pues, el trabajo de fuerza va a ser aquel que te va a dotar de resistencia muscular para llevar a cabo las actividades de tu vida cotidiana sin ser sometido a una sobrecarga y, por tanto, sin ser vulnerable a la aparición de lesiones. No será igual para un mozo de almacén que para un maestro, un recepcionista o un repartidor. El trabajo físico corporal debe ser diseñado según el trabajo desarrollado diariamente, así como aquellas actividades que forman parte del día a día. También es importante saber qué tipo de fuerza queremos trabajar. Por ejemplo, quien sea albañil y pase todo el día en una obra cogiendo peso tendrá que centrarse en la fuerza y resistencia. Es decir, no hace falta realizar muchas series de trabajo de fuerza, sino hacer una o dos y, en cada serie, el máximo de repeticiones posibles con un peso moderado, semejante al que manipula diariamente para que el cuerpo se entrene.

Recuerda que en esta fase es clave incluir en nuestro tratamiento ejercicios de elasticidad de los músculos trabajados en la fase anterior. Se busca, en definitiva, compensación entre fuerza y elasticidad. Si se hace un excesivo trabajo de fuerza y no se compensa con elasticidad, la musculatura puede volver a retraerse e incrementar la congruencia articular, ergo, el retorno de molestias o dolores iniciales. ¿Y por qué te recuerdo en este momento que debes seguir con el trabajo anteriormente explicado? Quizá pienses que tendrás que estar dos horas todos los días haciendo esto, pero evidentemente no es a lo que me refiero, sino que, llegados a este punto, debes buscar el equilibrio. Te pongo un ejemplo para que lo entiendas mejor: si estás trabajando tu lesión cuarenta minutos al día en casa, en este momento es posible que la organización del tratamiento sea mitad y mitad y que debas incluir veinte minutos de trabajo de fuerza, acompañados de veinte minutos de trabajo de elasticidad. De hecho, es más importante realizar este trabajo siete días por semana que una hora y media dos días por semana. Si coincide, por ejemplo, con el fin de semana, tienes más tiempo y quieres trabajarlo más, está genial, pero nunca te olvides de sacar al menos treinta o cuarenta minutos cada día para cuidar de ti y reparar tu lesión. Sólo así conseguirás la eficacia adecuada para obtener el resultado esperado. Ten presente, en referencia a la constancia, que hacen más muchos pocos, que pocos muchos.

6.3.3. Fase 3. Protección funcional

Esta última fase del tratamiento la suelo llamar *de confianza*, y en clínica me sirve para saber si puedo confiar en el paciente. Es totalmente domiciliaria y, por tanto, estoy tres meses sin saber nada del paciente, a excepción de que aparezcan dolores fuertes o episodios no esperados. Para mí es un momento del tratamiento en el cual la persona debe demostrar, sin tener que rendir cuentas a nadie, que quiere cuidarse y mantener lo que ha ganado a base de compromiso, esfuerzo y disciplina.

Además, se trata de una fase de refuerzo y de seguridad, cuyo objetivo es conservar la calidad mecánica conseguida hasta este momento. En este punto, es más fácil mantener lo que se ha ganado que dejarse llevar por la vagancia y volver al pozo en el que se estaba. ¿Qué significa esto? Una vez llegados hasta aquí, es preferible continuar dedicando un tiempo todos los días a cuidar y sostener ese estilo de vida mecánico saludable. Cuando se ha avanzado mucho, paliando el dolor y aprendiendo a relacionarse con el propio cuerpo de una manera más sana y equilibrada, ¿quién quiere volver a las molestias y las limitaciones? Claramente, compensa.

Sin embargo, como en todo en la vida, a veces las buenas intenciones iniciales pueden ser muy prometedoras y van perdiendo fuelle. La excusa del tiempo es sólo eso, una excusa, y no debería existir cuando nos referimos a la salud. La escritora Lauren Oliver declaró la siguiente frase: «Hazme caso. Si oyes que el pasado te habla y sientes que tira de tu espalda y que te pasa los dedos por la columna, lo mejor que puedes hacer, lo único, es correr». Por tanto, corre hacia lo que ya conoces, hacia aquello que te ha hecho controlar el dolor de tu espalda y que te ha llevado y te sigue llevando hacia la curación. Es una herramienta que se ha diseñado de forma personalizada para tu caso y que depende únicamente de ti. Llegados a este momento, la curación de tu dolor de espalda está en tus manos.

Así pues, una buena inversión es una dosis de treinta minutos al día de ejercicios adecuados para evitar lesiones crónicas y recaídas, para mantener la calidad de vida y para moverte sin dolor y realizar esas actividades a las que alguna vez tuviste que renunciar por incapacidad.

Ahora ya podemos comenzar con movimientos de fuerza y de movilidad articular globales. Paso a paso irás recuperando tu vida, o tu nueva vida si has decidido cambiar de estilo. Eso sí, los deportes o las actividades físicas se deben introducir siempre de forma progresiva y con cariño y no debemos olvidarnos tampoco de continuar trabajando tres o cuatro días por semana la masa muscular, es decir, fuerza y elasticidad.

Algunos pacientes, cuando empiezan a encontrarse mejor, se van olvidando de cómo han logrado el objetivo y dan por hecho que eso ya vale para toda la vida y jamás volverán las lesiones. Entonces, abandonan la continuidad o el compromiso de los ejercicios, y los malos hábitos, los errores de las primeras lesiones y, posteriormente, el dolor regresan. Tengamos siempre presente el origen y qué provocó en primer lugar nuestro estado, ya que esto nos permitirá enfocarnos en el mantenimiento adecuado y en la corrección de las causas que desencadenaron el problema.

Por consiguiente, unas pocas semanas de tratamiento no solventan los perjuicios de todo el estilo de vida anterior, por lo que no hay que regresar a las mismas malas costumbres, sino adoptar hábitos más saludables. Para mí no tiene sentido trabajar con personas que no pueden adoptar este compromiso, que implica esfuerzo y dedicación. Si uno está bien, vive mejor y puede dar más a los demás, puesto que cuidarse repercute de forma positiva en nuestra existencia, actividades, relaciones y forma de afrontar la vida.

Esta fase suele durar de seis meses a un año, que es el tiempo oportuno para saber si una persona dispone de la actitud y ha comprendido los conocimientos que le he transmitido para trabajar el dolor de su columna vertebral o de cualquier otra lesión.

Para concluir, en este momento del tratamiento nuestro objetivo es estabilizar lo conseguido e incrementar la mejora para hacer que nuestro cuerpo sea más fuerte, resistente, sano y emocionalmente positivo.

Además, quiero aprovechar este punto para hacer una aclaración sobre lesiones crónicas, que son aquellas provocadas por una alteración mecánica severa, por ejemplo, una fractura de tibia y peroné. En este caso, es posible que, si se trabaja bien esta fractura, pueda dejar una limitación de en torno a un 5 o 10 por ciento de la movilidad, como siempre, tras analizar cada lesión y dependiendo de cada persona de forma individual. También puede afectar a la articulación del tobillo y provocar que nuestro cuerpo tenga que realizar una adaptación para continuar buscando una movilidad funcional al caminar o correr. A medio plazo, dichas adaptaciones derivarán en sobrecargas u otro tipo de lesiones en otras zonas estructurales aledañas, lo que supone una alteración mecánica severa.

El resto de los casos de dolor crónico de espalda, rodilla u hombro no son adaptaciones de supervivencia de nuestro cuerpo, sino lesiones que provocamos nosotros mismos por malas posturas de trabajo o descanso y que, como «no tenemos tiempo» (ni ganas ni conocimiento suficiente) para solventarlas, nos quejamos y no buscamos soluciones efectivas y reales. Por esto, muchos pacientes me escuchan decir habitualmente que las lesiones las cronificamos nosotros mismos por no solucionarlas de la forma más adecuada, o simplemente por llevar a cabo tratamientos orientados a los síntomas y no a su origen, bien por desconocimiento o por vagancia. Así, si realmente sientes que ha llegado el momento de acabar con ese dolor que amarga tu vida, que no te deja disfrutar de lo que te apetecería hacer y que te agria el carácter, quiero darte los tres ingredientes que debes tener en cuenta o los pasos que debes interiorizar:

1. Tomar acción: el dolor no va a desaparecer solo si no tomamos la determinación de trabajarlo. Esto, indudablemente, implica cambiar los hábitos y el estilo de vida.
2. Buscar un profesional que quiera ayudarte a cambiar ese estilo de vida, pero que te asesore de forma personalizada y sensata, y que realice un abordaje global del dolor para lograr tu homeostasis.
3. No esperar que ningún fisioterapeuta, entrenador, médico, etcétera, se responsabilice del problema. La única persona verdaderamente interesada en tu salud eres tú. Los profesionales ayudan y marcan pautas, pero no pueden ejecutarlas por nosotros.

7

Abordaje de forma global de un tratamiento de recuperación funcional total

> Si alguien desea una buena salud, primero debe preguntarse si está listo para eliminar las razones de su enfermedad. Sólo entonces es posible ayudarlo.
>
> HIPÓCRATES DE COS, padre de la medicina

Los que llegáis hasta este punto ya debéis ser los *elegidos*, aquellos que estáis dispuestos a coger las riendas de vuestra salud y asumir el sacrificio y el esfuerzo para mejorar hábitos y, por ende, la salud misma. Ahora sí que sí, ha llegado el momento de prepararnos para el tratamiento.

El plano emocional juega un papel muy significativo en cualquier tratamiento y recuperación, y forma parte de la *preparación*, dado que la motivación, la confianza, el hartazgo y las ganas con las que llega el paciente a consulta tienen mucho peso. Obviamente, también influyen muchísimo todos los meses o años de médicos, dolor, exceso de medicación, falta de descanso, de movilidad, de actividad, de aire, de sol, una mala alimentación y una pérdida anímica casi total.

Asimismo, está demostrado que nuestro cuerpo es una unidad multisistémica, formada por diferentes sistemas corporales, que lucha por mantener la homeostasis entre ellos. Lógicamente, como todos sabemos, otros aspectos, desde nuestros hábitos de vida hasta nuestras ingestas de alimentos, generan interferencia en el cuerpo, desequilibran a los diferentes sistemas corporales y dificultan esa homeostasis que hemos comentado anteriormente, obligando al cuerpo a forzar nuestros sistemas corporales por encima de su capacidad. Y si ese sobreesfuerzo se mantiene repetidamente en el tiempo, acabarán fallando y generando lesiones.

A continuación, voy a desarrollar una serie de puntos que considero imprescindibles para que nuestros sistemas funcionen de forma más eficiente y, por tanto, nuestra capacidad recuperadora y sanadora sea mayor. También permiten mejorar ese equilibrio entre sistemas, ya que, a mayor desajuste o desequilibrio, más fallos y peor recuperación.

Es decir, que el cuerpo sea una unidad multisistémica significa que, para recuperarse o simplemente para prevenir desequilibrios, necesitará soluciones multisistémicas. Por este motivo, vamos a abordar cómo varios aspectos que conforman parte de nuestro estilo de vida interfieren en nuestra lesión de columna vertebral y cómo pueden hacernos recuperar mejor o peor. Incluso si nos anticipamos correctamente, podríamos evitar desarrollar una lesión de columna y de otros sistemas corporales relacionados.

7.1. Movimiento vs. posturas repetitivas

Es un hecho que cada vez tenemos una vida más sedentaria y cómoda, y que conlleva menos esfuerzo. Para colmo, con la especialización, cada día realizamos las mismas posturas y las repetimos durante mucho tiempo en el trabajo, en casa, en el coche... Así, nos sentamos en la oficina, delante de la tele o con el móvil durante horas, por poner algunos ejemplos.

Por otro lado, partamos de la base de que nuestro cuerpo fue diseñado para moverse y, por tanto, tiene la capacidad de recuperar cualquier lesión mecánica a través del movimiento. Pero, eso sí, no sirve cualquier movimiento, sino aquellos indicados para las zonas afectadas.

Así, una de las grandes leyendas urbanas, aún sin derribar, es aquélla en la que uno va al médico de cabecera con un lumbago, el profesional sanitario le dice que «eso se cura con unos relajantes musculares y reposo», y listo, su palabra va a misa. Además, como ya comentamos en los capítulos iniciales, el médico asocia todas las lesiones de espalda con coger pesos. ¿Pero realmente hay tantas personas que cogen peso en su vida cotidiana? Hoy en día, ni en los trabajos físicos, como la agricultura o la construcción, se cargan los pesos que se manipulaban treinta o cuarenta años atrás. La parte más triste del tema es que a muchos pacientes les han recomendado no levantar ni una caja de leche y, sinceramente, si no puedes coger entre 6 u 8 kilogramos es que tienes más de noventa años y una sarcopenia de escándalo o estás para enterrar. De ahí que afirme que la vida se ha vuelto tan cómoda que por cargar una caja de leche ya te va a doler la espalda.

A mí, personalmente, me parece ridículo y fruto de la corriente social que nos invade en la actualidad. Las personas nos facilitamos tanto la vida que nuestro cuerpo está volviéndose vago: subimos en ascensor, nos movemos en coche, nos entretenemos con la televisión, compramos online, etcétera. Así, es comparable al ámbito educativo, cuando a los niños se les da todo hecho para que se esfuercen lo menos posible por si se les genera algún trauma psicológico.

Por consiguiente, esos niños sobreprotegidos no se traumatizarán con diez años, sino con treinta años, cuando sus padres y educadores no estén a su lado para facilitarles la vida y, entonces, el trauma será más difícil de digerir que de pequeños.

En el caso de la salud, y más concretamente del movimiento, cuando observas que la población entre treinta y cuarenta años tiene sobrepeso, dolores mecánicos y alimentaciones desastrosas, desarrollan enfermedades metabólicas o les falta descanso, puede que sea porque pasan demasiadas horas enganchados a los dispositivos móviles. Entonces, ¿qué esperamos? Una vez adoptamos una mala calidad de vida, como tiene hoy en día la mayor parte de la población, cuesta mucho revertirla y cambiar de estilo de vida. Tras años de sedentarismo y vida cómoda, viajar hacia la incomodidad, el esfuerzo y el sacrificio no es sencillo, igual que le ocurre al niño, que debe tomar las riendas de su vida tras vivir treinta años al lado de personas que le solucionan los problemas.

Ahora, además de compromiso, esfuerzo, disciplina y sacrificio, ya puedes añadir un valor más: el sufrimiento. Sin embargo, no todo el mundo está hecho para sufrir y, en mi opinión, es parte de la ley de la selección natural, que ya promulgó Darwin en el año 1860 aproximadamente.

Con todo, retomando el concepto de curar con reposo, lo primero que pregunto al paciente que me trae este historial es si su médico valoró si tenía algo roto. Normalmente, la respuesta es no, y entonces surgen otros tantos interrogantes: ¿Por qué creemos que nuestro cuerpo (insisto, diseñado para moverse) se va a curar, sin tener roturas ni fracturas, sentado en un sillón y atiborrado a pastillas? Quizá al cabo de un par de semanas uno se encuentre mejor y aguante como pueda hasta el siguiente trallazo, pero al final el dolor volverá a empezar y será la historia del nunca acabar.

De nuevo, recomiendo que, si tenemos problemas musculoesqueléticos, acudamos al especialista en cuestión, en lugar de medicarse, hacer reposo o actividades de movimiento generalizado, como caminar o nadar, porque en casos de dolores extremos no sirven. Te aseguro que no es una cuestión de reivindicar mi profesión, la fisioterapia, ya que hay muchos fisioterapeutas que van en contra del cuerpo y apoyan el reposo y los tratamientos analgésicos e inflamatorios pasivos. Para que quede aún más claro, te pongo otro ejemplo: si una columna lumbar sufre un lumbago acompañado de rigidez, y la columna lumbar no tiene lesiones y se mueve perfectamente en diferentes direcciones y ángulos, ¿lo más lógico no será eliminar la rigidez de esos músculos a través de movimientos controlados hasta que vuelva a moverse correctamente?

Ahora, imagina que una mañana tu vehículo no arranca y te das cuenta de que el problema es la batería. Entones, viene la grúa, pone unas pinzas y el coche funciona, pero como no te fías y no quieres pasar por lo mismo otra mañana, vas al mecánico para que te instale una batería nueva. Sin embargo, en tu caso, para arrancar cada mañana con lumbago, te pones calor y tomas unas pastillas, en lugar de dar a tu músculo la opción de dejarlo como nuevo con una serie de ejercicios, cuando tu cuerpo tiene esa capacidad de revertir las rigideces musculares. La diferencia principal está en que en tu coche trabaja el mecánico y en tu cuerpo tienes que trabajar tú. ¡Y qué pereza!

Volviendo al experto en medicina general, seguramente no pautará movimientos analíticos primero, y globales después, con el propósito de ganar rangos de movimiento y mejorar la elasticidad de los tejidos blandos para reducir y eliminar el dolor. O, al menos, hasta la fecha no he encontrado a nadie con esta recomendación. ¿Por qué? Porque no es la especialidad de estos médicos, así que ya es hora de que todos empecemos a ser responsables y consecuentes con este tema.

Dicho todo esto, a continuación, voy a resumir de una forma muy básica el metabolismo de las fibras musculares y su vínculo con la elasticidad muscular.

El metabolismo de la elasticidad muscular es un proceso complejo que implica la interacción de diversos componentes celulares y bioquímicos. Así, cuando nos referimos al metabolismo muscular, en relación con la elasticidad, estamos hablando de cómo los tejidos musculares se adaptan y responden a los estímulos, como ejercicios de elasticidad, para mantener su flexibilidad y funcionalidad. A su vez, debes conocer que las proteínas estructurales en los músculos, como el colágeno y la elastina, son fundamentales para proporcionar soporte y elasticidad a los tejidos. Estas proteínas permiten que los músculos se estiren y vuelvan a su forma original, asegurando su funcionalidad.

Ahora bien, durante el ejercicio, especialmente en actividades de estiramiento, se producen pequeñas lesiones en las fibras musculares y, aunque pueden parecer perjudiciales, en realidad desencadenan procesos de reparación y regeneración, que fortalecen las fibras musculares y mejoran su elasticidad con el tiempo. El músculo también posee una notable capacidad de respuesta a las fuerzas mecánicas, gracias a receptores especializados en las células musculares, que detectan el estiramiento y envían señales para iniciar respuestas adaptativas, promoviendo así una mayor elasticidad y resistencia del músculo.

Por su parte, las enzimas facilitan las reacciones bioquímicas necesarias para la síntesis de nuevas proteínas y la reparación celular, lo que contribuye a la recuperación y el fortalecimiento del tejido muscular. Además, un adecuado flujo sanguíneo es esencial para el mantenimiento de la salud muscular, puesto que la sangre proporciona los nutrientes y el oxígeno necesarios que permiten a los músculos funcionar correctamente y mantener su elasticidad. Por el contrario, sin un flujo sanguíneo eficiente, los músculos no recibirían los recursos necesarios para sus procesos de reparación y regeneración, comprometiendo su capacidad de estirarse y contraerse adecuadamente.

Ahora que ya sabes un poco más sobre el metabolismo de la elasticidad de tus músculos, entenderás mejor por qué son capaces de recuperarse rápidamente de las tensiones a las que son sometidos. También cabe tener en cuenta que el metabolismo de la elasticidad muscular está influenciado por varios factores, como la edad, el nivel de actividad física, la nutrición y el entrenamiento.

Así pues, se deben reforzar las estructuras con el mismo criterio, primeramente, desde la parte analítica y, posteriormente, desde el punto de vista global. Por estas razones, nadar o hacer pilates no es bueno para curar una lesión discal de columna, y menos si tenemos articulaciones carentes de suficiente rango articular, por déficit de elasticidad en tejidos blandos o por falta de fuerza para que estabilicen las diferentes articulaciones. Hay que optimizar el cuerpo por zonas; si no, la actividad global (nadar, pilates, yoga, *spinning*...) sólo causará irritación.

Por suerte, hay evidencia científica que confirma estas ideas. Así, se realizaron estudios a dos grupos de sujetos con dificultades funcionales: el primero realizaba ejercicios de fuerza tradicionales, y el segundo, ejercicios de fuerza funcionales más analíticos. Al tratarse de personas con incapacidad funcional inicial, el objetivo era simplemente saber si un trabajo físico tenía más influencia que el otro en la mejora de la marcha. Una vez aplicados los protocolos, se concluyó que en ambos grupos existía mejoría, pero había sido mayor en los que realizaban trabajo funcional más analítico.

¿Y qué pasa con el proceso metabólico de la fuerza? ¿Cómo funciona nuestro tejido muscular cuando nuestro objetivo es incrementar los niveles de fuerza para conseguir una recuperación total de una lesión? El metabolismo de la fuerza muscular es también un proceso biológico complejo que involucra diferentes procesos biológicos. Seguidamente, te detallo de una forma muy básica y general las principales fases de este proceso metabólico.

Tras una lesión muscular, el cuerpo inicia un proceso de inflamación como respuesta natural, que no sólo ayuda a limpiar los tejidos dañados, sino que también atrae células inmunológicas y factores de crecimiento que facilitan la reparación. Durante esta fase, se liberan sustancias químicas como citoquinas y hay factores de crecimiento que influyen en el metabolismo de las células musculares y en la síntesis de proteínas. A su vez, esta última es esencial para la reparación y el crecimiento muscular, ya que el cuerpo incrementa la producción de proteínas para reemplazar las fibras dañadas y generar nuevas. La calidad y la cantidad de proteínas en la dieta son importantes por su valor biológico, es decir, la proporción que el cuerpo puede absorber y utilizar de cada alimento. Hablaremos de esto con más detalle en los próximos capítulos.

Así pues, durante la recuperación muscular, el metabolismo celular se adapta para proporcionar la energía necesaria para la reparación y el crecimiento. En este proceso también es fundamental el descanso adecuado, ya que permite que el músculo lesionado se recupere sin someterlo a estrés excesivo, antes de una curación completa, lo que facilita que la función muscular se restablezca y la fuerza mejore. Aquí es donde toman protagonismo las hormonas y los factores de crecimiento para la recuperación muscular. Por ejemplo, hormonas como la testosterona y el factor de crecimiento IGF-1 o de fibroblastos (FGF) influyen significativamente en la síntesis de proteínas y en la regeneración del tejido muscular, favoreciendo una recuperación más efectiva y rápida.

Una vez explicados brevemente estos procesos sobre la biología muscular y el movimiento, se debe comunicar al paciente que, si tiene un trabajo repetitivo, incluso sin cargas, es mucho peor la repetición postural para la espalda que la manipulación de peso. Obviamente, esto funciona cuando van por separado, porque si los unimos, repetición postural más repetición de carga, sería el peor de los escenarios.

Asimismo, debemos conocer nuestra postura de descanso, ya que, si no es muy correcta, con el paso del tiempo llegará a afectar la columna vertebral. Para ello, la solución es la práctica de ejercicios diarios, enfocados a compensar las malas posturas repetidas. En la parte final del libro tendrás acceso a unas sesiones básicas que te enseñarán a reducir el dolor de espalda, tanto a nivel lumbar como dorsal y cervical, además de tener en cuenta todo lo que has aprendido en capítulos anteriores. Con todo esto podrás identificar de forma más fiable si padeces alguna lesión o saber aplicar el tratamiento correcto. Ahora bien, esta opción, que sería la idónea, no es la más habitual, porque hasta que no tenemos un dolor insoportable no solemos ponernos manos a la obra. No hay que esperar a que sea tarde y no poder moverse. Ya somos plenamente conscientes de que la vida moderna nos hace padecer lesiones o llevar a cabo posturas incorrectas, ¿por qué no hago algo, antes de que vengan las consecuencias? Como decían los sabios hace siglos: más vale prevenir que curar.

7.2. La alimentación

La comida interfiere, en mayor o menor medida, en el dolor de espalda. Por ejemplo, la mayoría de los pacientes que sufren sobrepeso o tienen un poco de barriguita están hinchados e inflamados. Se trata de un tipo de inflamación de bajo grado, principalmente por comer alimentos no adecuados y por el consumo de tóxicos en la dieta diaria, que acaba inflamando la zona abdominal. A diferencia de la inflamación de alto grado, causada por traumatismos como un esguince de tobillo, la de bajo grado es por inversión, es decir, por invertir durante mucho tiempo en hábitos de ingesta no saludables o con cierta toxicidad.

A su vez, cabe precisar que denominamos tóxicos a aquellos productos que la industria alimentaria utiliza para aderezar y sacar un mayor rendimiento de sus procesados, así como sustancias como el alcohol, el gluten (muy inflamatorio a nivel interno) y, sobre todo, el azúcar. Además, se incluyen aquellos productos repletos de hidratos de carbono que conforman entre el 65 y 70 por ciento de la dieta de la mayoría de las personas en los países desarrollados. Actualmente, la evidencia científica refuerza estas ideas, aunque aún no se aplica ninguna restricción en los hidratos de carbono sobre los pacientes con este tipo de lesiones o de una innumerable lista de patologías que, por el contrario, mejorarían si se redujese su ingesta en la dieta.

Hoy en día aún es complicado hacer entender a la población que comer ciertos alimentos puede reducir el dolor de espalda de manera significativa, aunque, en mi caso, en consulta lo trabajamos con los pacientes comprometidos. La alimentación es esencial para nuestra salud, equilibrio y bienestar, pero, lamentablemente, el público no le da suficiente valor.

Así, si nuestro cuerpo convive con una inflamación de bajo grado mantenida en el tiempo, en el momento en que le abramos otros focos inflamatorios, le va a costar más atenderlos para reducir la inflamación. Incluso puede llegar a no poder compensarlos todos y que alguno se agudice más de la cuenta.

Por tanto, si queremos obtener el máximo partido del tratamiento, cabe intentar atender al mayor número de aspectos que pueden mejorar nuestra calidad y estilo de vida. De este modo, los cambios serán más rápidos y se diversificarán en otras lesiones o patologías.

Dentro del terreno de la alimentación, la hidratación también es importantísima, y para entender por qué cabe conocer los discos intervertebrales, que contienen tanto colágeno como agua. Así pues, el anillo fibroso del disco intervertebral está compuesto principalmente de fibras de colágeno, una proteína fibrosa y resistente que le confiere fuerza y flexibilidad. Estas fibras de colágeno se entrelazan en una disposición concéntrica para formar una estructura anular que rodea el núcleo pulposo. A su vez, el núcleo pulposo es una sustancia gelatinosa compuesta, entre un 70 y un 90 por ciento, de agua. Entonces, esta alta concentración de agua otorga al núcleo pulposo una capacidad excepcional para absorber y distribuir la carga ejercida sobre la columna vertebral.

En consecuencia, la combinación de colágeno resistente en el anillo fibroso y el núcleo pulposo hidratado y elástico permite que los discos intervertebrales sean capaces de soportar fuerzas de compresión y tensión durante el movimiento y la carga de la columna. Sin embargo, a medida que envejecemos, si no cuidamos nuestro sistema musculoesquelético, puede ocurrir que la cantidad de agua en el núcleo pulposo disminuya, lo que afecta a la capacidad de amortiguación del disco y contribuye a la aparición de problemas como la degeneración y la hernia discal. Por consiguiente, estos cambios terminarán generando dolor de espalda y problemas de movilidad. Por ese motivo, es esencial mantener hábitos saludables y adoptar buenas prácticas, para preservar la salud de los discos intervertebrales a lo largo del tiempo.

En conclusión, no hay que esperar a la tercera edad para cuidarse. Puedes añadir ahora algunos de los alimentos más ricos en colágeno y que favorecen que el mismo cuerpo lo produzca, como el caldo hecho con huesos de animales; pescados como el salmón y la caballa, que contienen colágeno en su piel y cartílagos; y algunas carnes como las manitas de cerdo o de cordero.

Otro tema de debate es la cantidad de agua que una persona debe beber diariamente y que puede variar según algunos factores, como el peso corporal, el nivel de actividad física, el clima y la salud individual. Ahora bien, la media de agua a ingerir por una persona oscila entre los dos y tres litros de agua diarios; en el siguiente capítulo lo analizaremos con más profundidad, aunque ya te adelanto que no es tan importante cuánta agua bebas, sino más bien la composición que tenga el agua.

Más adelante te daré algunos consejos acerca de la dieta que, sin duda, te pueden ser útiles. Lógicamente, si tienes una lesión de discos y éstos son de muy buena calidad, la posibilidad de recuperar tu espalda, incluso al cien por cien, es mucho mayor que si los discos presentan deshidratación y envejecimiento del tejido exterior. Por esta razón me repito tanto con la idea de que la recuperación de una lesión tiene que abordarse desde un punto de vista multidisciplinar.

Con el fin de reforzar esta visión, y considerando la alimentación como uno de los principales pilares del metabolismo humano y por tanto de la salud, el siguiente capítulo va a estar dedicado a la importancia de la alimentación en el proceso de recuperación. Nos sumergimos mucho más en los detalles alimentarios que marcarán un antes y un después no sólo en tus lesiones de origen musculoesquelético, sino también en tu salud, ayudándote a prevenir otras enfermedades que se encuentran en un cuerpo con inflamación de bajo grado, que son un caldo de cultivo para estos organismos con sistemas inmunes agotados y poco eficientes.

7.3. EL DESCANSO

El descanso permite al paciente recuperar su bienestar de forma más dinámica. Esto, por fortuna, es un mantra que está más aceptado socialmente: descansar, y descansar bien, tiene incontables beneficios.

Sin embargo, la mayoría de los pacientes que recibimos tienen una mala calidad del sueño y del descanso, a causa del dolor que padecen, que no les permite permanecer en la cama más de tres o cuatro horas seguidas. De hecho, si se les ha recomendado reposo, el cuerpo se pasa todo el día en posición estática, del sillón al sofá, del sofá a la cama y de la cama al sillón, y así un día tras otro. Como hemos mencionado en páginas anteriores, el cuerpo está diseñado para moverse, por lo que si estamos tumbados todo el día lógicamente perderá funcionalidad y capacidades y, por tanto, como no le damos movimiento, éste tampoco nos permitirá descansar. Es la pescadilla que se muerde la cola. Asimismo, reposo no es sinónimo de descanso. En consecuencia, se verá reflejado no sólo en el mal humor, sino en otros sistemas como digestiones más pesadas, estreñimientos o diarreas, fatiga, irritación emocional, niebla mental...

No obstante, ¿por qué es tan importante? La calidad de nuestro descanso se rige por los ritmos circadianos, los cuales juegan un papel crucial en la recuperación muscular y en el rendimiento deportivo en general. Los ritmos circadianos son ciclos biológicos que regulan diversos procesos fisiológicos y conductuales a lo largo del día, y están influenciados por la luz y la oscuridad del ambiente. Durante el día, cuando estamos expuestos a la luz solar, estos ritmos promueven la alerta y la actividad física. Por otro lado, durante la noche, en la oscuridad, favorecen el descanso y la recuperación. La producción de ciertas hormonas, como la melatonina y el cortisol, también se ve influenciada por estos ciclos.

Sabiendo esto, y ciñéndonos a la recuperación muscular, los ritmos circadianos afectan a varios aspectos. Durante las horas de descanso, especialmente durante el sueño profundo, se promueve la síntesis de proteínas musculares, esencial para la reparación y el crecimiento muscular después del ejercicio o lesiones. Además, se produce la regulación hormonal, de modo que vivir acorde a los ritmos circadianos influye en la producción de hormonas como la testosterona y la hormona del crecimiento, claves en la recuperación y el desarrollo muscular. Igualmente, numerosos estudios han demostrado que el rendimiento muscular puede variar a lo largo del día, siendo generalmente más alto en la tarde, en comparación con las primeras horas de la mañana. Otros también refuerzan la teoría de cómo los ritmos circadianos afectan a la calidad y cantidad de sueño, contribuyendo a un buen descanso, esencial para una adecuada recuperación muscular.

Así pues, a cualquier persona con lesiones y dolor, que entiendo que su objetivo es la recuperación muscular, le recomiendo respetar los ritmos circadianos, tener una rutina de sueño regular y mantener un horario coherente para la actividad física. Además, exponerse a la luz natural durante el día y evitar la artificial antes de dormir puede ayudar a sincronizar mejor estos ritmos y mejorar la calidad del sueño, lo que a su vez permitirá favorecer la recuperación muscular. En otras palabras, trasnochar día sí, día también, o ir a dormir después de pasarse horas pegados al móvil con la luz azul y sin un proceso adecuado de bajada de ritmo, relajación y descanso, acabarán pasándonos factura. Dormir es algo que se da por hecho, pero pocos son aquellos que cuidan esta rutina como si fuera no sólo algo físicamente necesario *per se*, sino una elección de mejora de la salud global.

Asimismo, hay varios autores y estudios científicos que respaldan la influencia de los ritmos circadianos en la recuperación muscular. Uno de los investigadores más destacados en este campo es el doctor Frank A. J. L. Scheer, profesor de Medicina en la Facultad de Medicina de Harvard y director del Programa de Investigación de Ritmos Biológicos en el Hospital Brigham and Women's. Así pues, el doctor Scheer ha realizado numerosos estudios que demuestran la relación entre los ritmos circadianos y la fisiología muscular, incluyendo su impacto en la síntesis de proteínas musculares, el rendimiento físico y la influencia del tiempo de ejercicio en la respuesta del organismo.

En resumen, se puede decir que, cuanto mejor sea la calidad del descanso, mejor utilizará nuestro cuerpo la noche para reparar los tejidos y, sumado al tratamiento de recuperación, lograremos reducir los tiempos y ampliar las posibilidades de conseguir un resultado satisfactorio.

Ya hemos dicho que no se puede ni se debe generalizar, pero como ejemplo quiero mostrar lo que sería un biorritmo horario adecuado para estar alineado con los ritmos circadianos del ser humano. Cabe mencionar que partimos de la idea de que no hay un ritmo circadiano *ideal* ni único para todas las personas y que existen patrones generales que reflejan la adaptación natural de nuestro cuerpo a la luz y la oscuridad a lo largo del día. Estos patrones están basados en la respuesta del sistema nervioso y hormonal a las señales.

Así pues, a modo orientativo, algunas recomendaciones estándares para cada momento del día podrían ser:

- **Amanecer temprano (entre las seis y las ocho de la mañana)**: se aconseja comenzar el día con un aumento natural en la producción de cortisol, cuyo incremento endógeno se inicia en torno a las cuatro de la mañana (el cortisol es la hormona del estrés, y ayuda a despertarte y a sentirte alerta). La exposición a la luz natural al despertar suprime la producción de melatonina, es decir, a través del ojo estás indicando a tu cuerpo que es de día y que debe prepararse para la actividad.

- **Media mañana (entre las nueve y las once)**: es uno de los momentos del día con mayor nivel de alerta y concentración, por tanto, una buena ocasión para tareas cognitivamente exigentes.
- **En el mediodía (entre las doce y las dos)**: se produce un aumento de la temperatura corporal y del estado de alerta, por lo que puede ser uno de los momentos del día para hacer ejercicio y tener una comida nutritiva.
- **Por la tarde (entre las tres y las cinco)**: hay otro período de alerta y un aumento de la función cognitiva. Se puede aprovechar para hacer reuniones o actividades sociales.
- **Tarde-noche (entre las seis y las ocho)**: va iniciándose un descenso gradual de la temperatura corporal y de la producción de cortisol, y de forma casi simultánea comienza el incremento de melatonina. El cuerpo se prepara para la relajación y el sueño.
- **Noche (entre las nueve y las once)**: se produce una disminución de la alerta y un aumento de la producción de melatonina; el cuerpo se prepara para el inicio del proceso de conciliación del sueño. De medianoche a primeras horas de la mañana, el sueño es profundo y reparador, con niveles máximos de melatonina y otras hormonas involucradas en la recuperación y reparación del cuerpo.

Con todo, cabe tener en cuenta que estos horarios son aproximados y pueden variar según el individuo. Algunas personas pueden tener ritmos circadianos más tempranos o tardíos, debido a diferencias genéticas o a su estilo de vida. Lo más importante es intentar conservar una rutina regular de sueño y vigilia, así como una exposición adecuada a la luz natural durante el día, para ayudar a mantener un ritmo circadiano saludable.

A raíz de la importancia de dormir por la noche para recuperarse y tener una estabilidad de los biorritmos, me gustaría exponer un caso que es muy habitual en la sociedad actual: el trabajo en turno de noche. Habitualmente lo hablo en consulta con muchos pacientes, y todos tienen claro que les pagan más porque trabajan de noche. Pero muchos no entienden que el motivo también es por la pérdida de su salud, además de por la propia nocturnidad. A cambio del extra de dinero, el precio que pagan es su salud, y no sólo dormir en otro horario.

7.4. EL ESTRÉS

La pandemia de nuestro tiempo es el estrés. Para mí es uno de los aspectos que más interfieren en todos los sistemas del organismo, incluido el musculoesquelético, y tiene una capacidad brutal para desequilibrar a muchos de ellos. Así, el estrés es una respuesta natural del organismo ante situaciones que percibe como desafiantes o amenazantes, y el problema es que en la sociedad actual está tan generalizado que es preocupante.

Ante situaciones puntuales y continuadas de estrés, el cuerpo libera una serie de sustancias químicas, entre ellas, el famoso cortisol. Se trata de una hormona liberada por las glándulas suprarrenales y encargada de regular el metabolismo, el sistema inmunológico y el equilibrio de líquidos y electrolitos. Cuando estamos estresados, el sistema nervioso también libera adrenalina (epinefrina) y noradrenalina (no-repinefrina). Ambas preparan al cuerpo para la acción inmediata, aumentando la frecuencia cardíaca, la presión arterial y la liberación de glucosa para proporcionar energía a los músculos. También están las catecolaminas, que incluyen la adrenalina y la noradrenalina, y que actúan como neurotransmisores en el sistema nervioso central y periférico.

En relación con la recuperación muscular, el estrés prolongado o crónico puede afectar negativamente el proceso de recuperación, debido a la liberación continua de cortisol. Como todo, el cortisol en exceso tiene efectos catabólicos en los músculos, lo que significa que puede romper el tejido muscular y dificultar la reparación y el crecimiento muscular. Además, el estrés crónico también puede afectar el sueño, aumentar la inflamación en el cuerpo y debilitar el sistema inmunológico, lo que interfiere aún más en la recuperación y en la capacidad del cuerpo para reparar los tejidos musculares lesionados. Damos por hecho que el estrés o la ansiedad son problemas mentales que pueden vencerse leyendo un par de libros sobre positivismo, pero el poder de la mente es incalculable y puede llegar a perjudicar seriamente a nivel físico. Ya se sabe: *mens sana, in corpore sano*.

Uno de los investigadores destacados en este campo es el doctor Michael R. Irwin, profesor de Psiquiatría y Ciencias del Comportamiento en la Universidad de California, Los Ángeles (UCLA). El doctor Irwin ha realizado estudios sobre el impacto del estrés en el sistema inmunológico, la inflamación y la salud en general, incluyendo cómo el estrés puede influir en la recuperación de lesiones y en el rendimiento físico. Su trabajo y el de otros investigadores en este terreno han demostrado la importancia de gestionar el estrés para favorecer una recuperación muscular óptima y mantener una buena salud en general. Métodos como el ejercicio, la meditación, la terapia cognitivo-conductual y otras técnicas de manejo del estrés pueden ser útiles para reducir su impacto negativo.

En lo que a la parte de recuperación muscular se refiere, viendo cada día cómo este aumento de las sustancias provocado por someter a nuestro cuerpo a estrés, independientemente de cuál sea el origen, afecta al tejido muscular incrementando su tensión y rigidez y, por tanto, dificultando su movilidad libremente y causando dolor en muchos casos, lo importante no es sólo tomar medidas paliativas, sino atacar a las causas que lo provocan. Meditar y hacer *mindfulness* o técnicas respiratorias está genial, pero sobre todo tienes que intentar erradicar las situaciones que te generan este incremento del estrés, así como mejorar tu gestión de conductas. Ésta será la forma más adecuada de terminar con estos desajustes. Tengo clarísimo que no es fácil, pero es importante que te des cuenta y que apliques los remedios necesarios para solucionar frentes abiertos que te permitan vivir en paz.

En mi caso, reconozco que actualmente, exceptuando ciertas ocasiones, intento mantener este equilibrio, aunque es complicado conseguirlo sin esfuerzo, trabajo y disciplina. Empecé a trabajarlo hace unos años, después de leer algunos principios de los estoicos, quienes promulgan un concepto llamado *apathéia*, que para ellos es la capacidad para alcanzar un estado mental libre de alteraciones emocionales. En otras palabras, conocerse a uno mismo para gestionar conflictos, estrés y presiones en el ámbito personal. Sinceramente, después de ser consciente del problema, trabajar este concepto estoico y llevarlo a cabo, he conseguido reducir bastante esta carga de estrés. También suelo hacer meditación y *mindfulness* (anteriormente conocido como atención plena) e intento vivir en el momento presente, lo que es muy complicado hoy en día por la estimulación excesiva y el exceso de información, y por la ansiedad de tener acceso a una serie de necesidades materiales, creadas por la sociedad actual, que una vez conseguidas no te hacen ser más feliz, sino que la mayoría sólo te dan estatus social o una sensación de pertenencia al grupo.

Otro aspecto que cabe considerar es el exceso de vida social, la cual se nos exige en esta sociedad actual y que nos llena la agenda de planes; o la falta de responsabilidad social que encontramos en el trabajo, y que es extrapolable a la vida en pareja, en familia, etcétera. Por ejemplo, si en el trabajo algún compañero se escaquea, porque no asume sus responsabilidades, y te toca trabajar más a ti, o repetir, rehacer o supervisar una tarea, porque la hizo mal. Sin embargo, a la vez, nos inculcan que hay que crear equipos, aprender a delegar y reconocer a un compañero o trabajador lo que ha hecho bien y no lo malo.

A colación de este tipo de situaciones sociales que se nos presentan habitualmente y que relajan a unos y estresan a los otros, me viene a la mente una frase que leí del escritor G. Michael Hopf: «Los tiempos difíciles crean hombres fuertes, los hombres fuertes crean tiempos fáciles, los tiempos fáciles crean hombres débiles, los hombres débiles crean tiempos difíciles». Para mí, la ansiedad y el estrés van de la mano de la debilidad que nos impide gestionar conductas y situaciones eficazmente, debido a que la incapacidad provocada por la debilidad dificulta cualquier gestión de situaciones.

Así pues, mi consejo es que empieces a invertir en ti, en tu gestión de conductas y, sobre todo, en evitar vivir este tipo de circunstancias. Intenta quitar lo que altera tu paz interior, en la medida de lo posible, para restar importancia a ciertas situaciones y darle la responsabilidad a quien debe tenerla.

7.5. El sol

Cuando decimos a un paciente que, para recuperar cualquier lesión muscular, debe exponerse al sol, vemos cara de incredulidad, de desconfianza, de desconcierto, de no saber si está en una consulta o en algún ritual raro. Sobra decir que, siempre que recomendamos algo, es porque, evidentemente, hemos leído, estudiado y aprendido sobre ello, no porque lo hayamos visto en una galletita de la suerte.

Así pues, el sol cuenta con una gran importancia, de ahí que muchas personas necesiten suplementos de vitamina D, sobre todo aquellas que viven en países donde el sol desaparece durante medio año. Y es que nuestra estrella juega un papel relevante en la recuperación de lesiones musculares, debido principalmente a la síntesis de la vitamina D en la piel. Como decía, dicha vitamina es esencial para mantener la salud ósea y muscular, ya que facilita la absorción del calcio y promueve la función muscular adecuada. Al exponernos a la luz solar, la piel produce vitamina D a partir del colesterol presente en las células de la piel. Luego, se transforma por el hígado y los riñones de una forma activa que ayuda a fortalecer los músculos, y contribuye a una mejor recuperación de las lesiones musculares.

Además, esta vitamina tiene efectos antiinflamatorios que pueden ayudar a reducir la asociada a las lesiones musculares. Cabe considerar que, cuando te expones al sol y sintetizas esta vitamina D, ayudas también a mejorar la regulación del calcio en el cuerpo, que curiosamente es uno de los responsables de realizar las contracciones musculares. Asimismo, cuando tenemos una lesión muscular, normalmente el tejido muscular no se contrae correctamente y por esto en muchos casos detectamos rigideces musculares importantes, que afectan a la funcionalidad del tejido. En estos casos hay que valorar aspectos como la hidratación y los niveles de calcio adecuados para que el músculo pueda trabajar correctamente. También muchos pacientes preguntan qué niveles de vitamina D deberían ser los adecuados para que el cuerpo funcione adecuadamente. Acerca de esta cuestión, siempre respondo que en el cuerpo humano no funcionan las matemáticas, porque cada persona es diferente, pero algunas organizaciones de salud, como la Endocrine Society, han establecido un rango objetivo de entre 30 y 60 ng/ml.

De esta forma, según lo expuesto, tras exponerte al sol, la vitamina D se debe sintetizar a través del colesterol de las células de la piel. Por el contrario, si no sintetizas vitamina D, tendrás niveles bajos de calcio y, juntamente con los de la vitamina D, pueden llegar a afectar a la actividad muscular y a la de algunas glándulas tiroideas y paratiroideas. Llegados a este punto, me surgen algunas preguntas que necesitaremos la ayuda médica para resolver: ¿Por qué me bajan tanto los niveles de colesterol? ¿Por qué algunos estudios indican que una proporción significativa de la población española puede tener niveles insuficientes de vitamina D? ¿Además del calcio, hay algún otro ion que sea fundamental para el funcionamiento muscular adecuado? Desde mi punto de vista, sí lo hay, el sodio. Si analizamos la contracción muscular de forma muy básica hay que tener en cuenta que el calcio desempeña un papel central al permitir la interacción entre la actina y la miosina, mientras que el sodio contribuye a la generación del potencial de acción que desencadena todo el proceso de contracción muscular. Ambos iones son esenciales para el funcionamiento adecuado de la maquinaria contráctil en las células musculares.

Entonces ¿por qué tenemos que seguir dietas bajas en sal? Personalmente, pienso que en muchas ocasiones vamos al contrario de lo que nos marca la biología y la fisiología de nuestro cuerpo. Necesitamos sodio para el correcto funcionamiento de la contracción muscular y además calcio para el correcto funcionamiento del músculo, pero este calcio depende entre otros de la síntesis de vitamina D y, a su vez, ésta depende del colesterol para que pueda sintetizarse del sol. Por consiguiente, se genera mucha controversia entre lo que dice la ciencia y lo que dice la fisiología. No creo en recetas mágicas, pero sí en que somos multifactoriales. Por este motivo, entiendo que ni para todos es malo comer sal, ni para todos lo es tomar el sol o tener unos parámetros de colesterol por encima de lo recomendado. Por ello, te recomiendo llevar un estilo de vida saludable, así como leer, informarte y adquirir mucho conocimiento sobre tu cuerpo, para que puedas decidir cómo cuidarlo y así poder aceptar o discrepar de las recomendaciones médicas.

Ahora bien, tampoco nos volvamos locos: no hay que estar veinte horas al día tumbados en la terraza o evitar la sombra. Debemos tener en cuenta que nuestro estilo de vida actual nos obliga a pasar casi todo el día sin exposición solar y, por el contrario, en espacios con luz artificial durante mucho tiempo y de forma muy frecuente. Así, una exposición moderada, de unos veinte minutos al día en las horas centrales del día, puede ser suficiente para estimular la producción de vitamina D. A continuación, te detallaré un protocolo general para que puedas hacerte una idea y además te hablaré de la luz ultravioleta, es decir, la luz solar que contiene infrarroja y roja cercana, y que puede tener efectos terapéuticos en la reparación y recuperación de tejidos.

Por su parte, el doctor Michael R. Hamblin es un destacado científico en el campo de la fotomedicina, especialmente en el área de la terapia con luz, además de ser profesor asociado de Dermatología en la Escuela de Medicina de Harvard. Ha realizado numerosos estudios sobre los efectos terapéuticos de la luz en la reparación y recuperación de tejidos, incluidos los músculos, lo que respalda el uso de la terapia de luz roja cercana como un enfoque complementario para acelerar la recuperación de lesiones musculares y otros trastornos musculoesqueléticos. Independientemente de todo ello, hay que saber que la terapia con luz roja cercana y otros enfoques complementarios pueden ser beneficiosos, pero cada lesión y situación es única, por lo que es esencial obtener una evaluación y orientación adecuadas para una recuperación segura y efectiva.

Aunque no te puedo proporcionar un protocolo específico, puedo ofrecerte pautas generales, basadas en la evidencia científica, de la forma adecuada de exponerte al sol. Además, ten en cuenta que estas recomendaciones pueden variar según la ubicación geográfica, la época del año, la pigmentación de la piel y la salud individual, por lo que te aconsejo consultarlo con un profesional de la salud antes de nada.

Duración de la exposición

Se recomienda que una persona exponga al menos el 25 por ciento de la superficie corporal (cara, brazos, piernas) al sol. El tiempo de exposición puede variar según la época del año y la latitud. En climas soleados y en verano, períodos más cortos pueden ser efectivos. Asimismo, el tiempo de exposición puede oscilar entre los diez y los treinta minutos al día, dependiendo de la ubicación geográfica y del tono de piel.

Hora del día

La exposición al sol por la mañana o por la tarde puede ser menos propensa a causar daño solar debido a la posición del sol. Muchos estudios indican que para la síntesis de la vitamina D, la hora adecuada debe ser en verano entre las 12 y las 3 del mediodía. También hay que evitar la exposición solar prolongada durante las horas con un pico de radiación ultravioleta.

Frecuencia

Es bueno exponerse al sol de manera regular, un poco cada día o varias veces a la semana, para mantener niveles adecuados de vitamina D. Además, es mucho más eficaz y menos perjudicial exponerse un poco cada día que varias horas un solo día a la semana.

Tipo de piel

Las personas con piel más oscura pueden necesitar más tiempo de exposición que aquellas con piel más clara, debido a la mayor cantidad de melanina en la piel, que reduce la producción de vitamina D.

Protección solar

Cabe evitar el uso de protector solar durante los primeros minutos de exposición para permitir la síntesis inicial de vitamina D. Luego, se puede aplicar para proteger la piel del daño solar, o simplemente cobijarse a la sombra. Para mí es mucho más conveniente esta última opción, o bien protegerse con ropa. Llegué a esta conclusión después de analizar a los beduinos, que viven en zonas desérticas y que suelen ir tapados con ropa. Si estas personas que viven en climas extremos de calor lo hacen, ¿por qué en nuestro país, que no es tan extremo, nos llenamos de químicos para ponernos al sol?

Por otro lado, hay que destacar que estas pautas son generales y que pueden no ser aplicables a todas las personas. Un profesional de la salud te ayudará a determinar la cantidad de exposición al sol adecuada para tu caso, teniendo en cuenta tu casuística personal. Al igual que el sueño y la alimentación, el tema del sol es un aporte más a una calidad de vida óptima y a una dedicación saludable en pos de buscar el máximo rendimiento del tratamiento que estamos llevando a cabo para solucionar con la mayor rapidez y eficacia posibles la lesión a la que nos enfrentamos.

7.6. El estilo de vida

El siguiente punto que debemos tener en cuenta para abordar una lesión de espalda con garantías y desde una visión multidisciplinar es conseguir llevar un estilo de vida lo más saludable posible, no solamente cuidando el aspecto mecánico, puro y duro, sino viendo si somos capaces de atender a otros aspectos que la ciencia demuestra que son relevantes para nuestra salud. Al final no se trata de hacer *cosas saludables* de manera puntual, como ser un adicto al ejercicio, comer mucha fruta, beber mucha agua o hacer meditación cada noche, sino de convertirlo en un todo y de transformarlo en un hábito global, en un estilo de vida equilibrado y sano que, sin excesos, pueda alternar o dejar hueco a las rutinas recomendadas.

Asimismo, la mayoría de la población es muy sedentaria, lleva una mala alimentación, descansa poco y regular, padece abundante estrés y vive encerrada en una oficina o en casa con luz artificial casi todo el día. Sé que no se pueden hacer milagros, que el día sólo tiene veinticuatro horas y que el trabajo es importante, pero también estamos obligados a cuidar lo que facilita todo lo demás: nuestro cuerpo y nuestra salud. Nuestros antepasados no padecían muchas de las enfermedades *modernas*, ya que tenían unos hábitos de vida más alineados con el diseño de nuestro cuerpo, es decir, le daban un uso más razonable que el actual.

Una vez un paciente me explicó algo así, entre resoplidos resignados: «Mi padre y mi abuelo trabajaban en el campo y hacían muchos más esfuerzos que yo hoy en día, porque tengo maquinaria que me facilita el trabajo. A ellos nunca los he escuchado quejarse de la espalda, y mira cómo estoy yo con cuarenta y cinco años». A su vez, cuando escucho este tipo de comentarios, siempre me viene a la cabeza una cita de Bill Vaughan, un escritor y columnista estadounidense: «Mi abuelo viajaba en un burro; mi padre, en un caballo; yo, en un coche; y mi hijo, en un avión. Sin embargo, mi nieto... creo que tendrá que aprender a andar de nuevo».

Por tanto, aunque las generaciones futuras han experimentado diferentes niveles de comodidad y tecnología a medida que ha pasado el tiempo, para mí esta evolución tecnológica está provocando en muchos casos una involución de la salud, tanto a nivel físico como mental. Por ello, actualmente padecemos patologías o lesiones que antiguamente no eran habituales.

Volviendo a la afirmación de mi paciente, el movimiento repetitivo que un tractor le genera a tu espalda durante siete u ocho horas diarias puede ser peor que estar una semana cogiendo piedras para construir una pared en el campo. Como ya hemos comentado, no es peor coger peso que mantener posturas menos naturales. Nuestros abuelos, que trabajaban en el campo, unos días hacían paredes; otros, cavaban en la tierra; otros, araban con animales; y otros, recolectaban fruta... Sus actividades eran menos repetitivas y su cuerpo, por tanto, se sobrecargaba menos, por no mencionar que estaba más preparado físicamente por la variedad de acciones. Por suerte o por desgracia, la mecanización de hoy en día ha facilitado mucho este tipo de trabajos en concreto, pero ahora un trabajador pasa la mayor parte del día montado en un tractor, un quad o un 4×4.

Por tanto, ¿cómo va a estar formado y preparado nuestro cuerpo? ¿Cómo no nos va a doler? No se trata de viajar al pasado o decir aquello de que antaño se vivía mejor. Si nuestro trabajo es más sedentario, cada día tenemos que hacer algo por movernos y por trabajar la movilidad, la resistencia, etcétera. Además, si a esto le añadimos dieta, descanso, sol y menos estrés, nuestro cuerpo lo agradecerá. No invento nada, la realidad está ahí: visible, tangible, sufrible.

El estilo de vida en la actualidad

1. Sedentarismo, por tener trabajos de oficina y pasar mucho tiempo sentados.
2. Los horarios nos abocan a una alimentación a base de procesados, los cuales llevan más calorías vacías, azúcares añadidos y grasas de mala calidad.
3. Sueño irregular.
4. Niveles elevados de estrés.
5. La exposición excesiva a la luz azul, emitida por los dispositivos electrónicos, especialmente durante las horas nocturnas, interrumpe los patrones de sueño y el ritmo circadiano natural, lo que puede llevar a problemas de insomnio y trastornos del sueño.
6. El tiempo al aire libre se ve limitado, lo que puede resultar en una deficiencia de vitamina D, esencial para la salud ósea, muscular y el sistema inmunológico, además de afectar el equilibrio del ritmo circadiano.

¿Acaso no acabas de leer las características de tu estilo de vida actual? Adoptar uno que incluya actividad física, una dieta saludable, sueño adecuado, técnicas de manejo del estrés y una exposición equilibrada a la luz solar y la tecnología contribuye a un mayor bienestar general y a una mejor calidad de vida. Además, debemos recordar que, antes de realizar cambios significativos en el estilo de vida, siempre se debe consultar con profesionales de la salud. También deberíamos ampliar nuestros conocimientos sobre aquello que queremos implementar en nuestra rutina para estar mejor formados.

Aunque pueda ser complicado y estemos en una rueda de la que es difícil bajarse, con treinta minutos al día, y un poco de preparación y organización, se pueden mejorar infinidad de ámbitos de nuestra vida. ¿Quién no quiere cuidarse? ¿Quién prefiere estar mal? Crear hábitos saludables como los que hemos expuesto en este capítulo y preparar físicamente el cuerpo dotándolo de la elasticidad y la fuerza muscular necesarias es siempre un acierto y un regalo a largo plazo. Tomar las riendas depende sólo de uno mismo.

Tu actitud, no tu aptitud, determinará tu altitud.

ZIG ZIGLAR, escritor y
orador motivacional

8

La importancia de la alimentación en el cuidado de tu musculatura y de tu cuerpo

Somos lo que comemos.

Ludwig Feuerbach, filósofo

Dado que cada vez que juntamos alimentación y musculatura lo primero que siempre nos viene a la cabeza es la proteína para ganar masa muscular, vamos a darle un poco de luz al tema. Ante todo, debes tener claro que, si no entrenas fuerza muscular, ya te puedes hinchar a proteínas que no habrá estímulo para que tu cuerpo empiece a sintetizar proteínas estructurales y no crearás masa muscular. Si el sofá, o simplemente caminar un rato, los acompañas de chuleta, pollo o huevos, no te funcionará por muchos batidos de proteínas llenos de químicos y procesados que te tomes.

Además del volumen de la masa muscular, es importante tener en cuenta la fuerza muscular. Con anterioridad, en otro capítulo ya mencioné que un músculo grande no significa que sea fuerte, funcionalmente hablando. Así pues, si tienes una lesión prioriza la fuerza, y no el tamaño, porque sin fuerza serás débil, aunque tengas un gran tamaño muscular. Habitualmente, recibo en consulta a pacientes que trabajan la musculatura sólo para mostrarla en la piscina o en la playa o para marcar músculo con ropas ajustadas. La mayoría están reventados de entrenar como animales a nivel físico y, si además analizamos cómo funciona su sistema digestivo y visceral, generalmente la situación aún empeora más, porque hacen excesos alimentarios, que acompañan con suplementos cargados de productos químicos, y, con el paso del tiempo, estos hábitos acaban pasando factura al organismo de forma multisistémica.

Del mismo modo, cuando tengo pacientes que están dispuestos a hacer modificaciones en su alimentación para conseguir el mayor rendimiento posible del tratamiento, en primer lugar, me centro en identificar cómo funciona su sistema digestivo. Quizá te preguntes: ¿para solucionar una lesión de espalda te centras en el sistema digestivo? Sí, porque muchas personas hoy en día padecen una inflamación de bajo grado en su sistema digestivo y vísceras bastante significativa. Algunos tienen un gran perímetro abdominal y entienden fácilmente que algo no funciona bien, pero otros, por el contrario, están más delgados y no lo comprenden. En una sociedad centrada en la imagen y en que todo debe tener una atracción visual, en ocasiones nos olvidamos de lo importante. Nos han educado diciéndonos que estar gordo es malo y que estar delgado es sano. Siento decirte que no es del todo cierto, y que conozco a muchas personas delgadas que padecen problemas digestivos importantes desde hace años y que acaban generando patologías autoinmunes, metabólicas y hormonales, así como también lesiones mecánicas más relacionadas con mi especialidad.

Ahora bien, ¿qué tienen en común todas estas patologías de diversa índole? La gran mayoría son proinflamatorias, es decir, el nexo es la inflamación de diversas zonas del cuerpo. De esta manera, cuantos más frentes abiertos tengas, más complicado será que tu problema se solucione. Si tu cuerpo presenta varios focos inflamatorios, tu sistema de defensa tendrá muchos frentes a los que atender y, por tanto, será menos eficiente, llegando incluso a no poder resolver alguno de ellos. A modo de comparación, imagina un incendio: ¿es más complicado que los bomberos consigan extinguirlo si sólo tiene un foco o si se ha iniciado en cinco puntos diferentes? Lógicamente, cuantos más focos, más dificultad de apagar el incendio. Pues el cuerpo funciona igual.

Por otro lado, muchas personas consideran que están gordas porque tienen un gran perímetro abdominal o *barriga*. Para mí, cuando a una persona le sobran kilos éstos son del abdomen, piernas, brazos, espalda, etcétera, es decir, del cuerpo en general. No obstante, cuando su abdomen tiene un mayor volumen que el resto de las partes, evidentemente no es sobrepeso, sino que está hinchado como un globo.

En primer lugar, empecemos por reparar inicialmente este tipo de problemas. Si haces un análisis general y controlado de tu alimentación para que ayude a reparar tu sistema digestivo, conseguirás reducir la inflamación de bajo grado y mejorar la absorción de los nutrientes. Por tanto, tu cuerpo estará mejor nutrido y sacarás el máximo rendimiento a los alimentos. Asimismo, la gestión correcta de la alimentación y la realización del ejercicio físico adecuado para estimular la actividad a nivel muscular hará que mejore tu tejido muscular, facilitando la recuperación y su funcionalidad. Éstas son las claves para que tu dolor vaya disminuyendo, por lo que, cuantos más análisis sobre tu lesión, más fácil te será *apagar el incendio*, porque habrás enviado a una dotación de bomberos a cada uno de los focos.

A continuación, vamos a introducirnos en el mundo de la bioquímica, la fisiología y el metabolismo. Para que entiendas a qué nos referimos con bioquímica debes saber que, según el manual Harper, «el principal objetivo de la bioquímica es el entendimiento completo, en el ámbito molecular, de todos los procesos químicos relacionados con las células vivas. Otros objetivos de la bioquímica son ayudar a entender los orígenes de la vida sobre la Tierra, e integrar el conocimiento bioquímico en aras de mantener la salud y entender las enfermedades y tratarlas con eficacia».

Ahora, teniendo en cuenta estos objetivos de la bioquímica, vamos a revisar algunos nutrientes y familias de alimentos que sirven de sustrato a nuestro organismo.

8.1. El agua

Uno de los principales componentes químicos del organismo es el agua. Según la Encuesta Nacional de Ingesta Dietética Española (ENIDE), en España en torno al 75 por ciento de la población no se hidrata correctamente. Este déficit puede llevarte a padecer múltiples patologías y lesiones, dado que en el cuerpo humano la cantidad de este componente químico supone en torno al 70 por ciento del peso corporal de una persona. Sin embargo, ¿para qué utiliza el agua nuestro cuerpo? Primero, transporta nutrientes a las células para generar energía y sirve como solvente para los fluidos corporales, además de ayudar a eliminar toxinas y nutrientes excedentes a través de la orina. También una hidratación adecuada mantiene la piel elástica, suave y tonificada; controla la temperatura del cuerpo; hidrata el cerebro adecuadamente; contribuye a regular la presión arterial; facilita las reacciones de hidrólisis durante la digestión; y actúa como soporte, lubricante y amortiguador en las articulaciones.

Ahora bien, ¿cómo conseguimos que el agua que ingerimos realmente nos hidrate? Añadir una pequeña cantidad de sal en el agua puede mejorar la hidratación, especialmente en contextos de actividad física prolongada o condiciones de calor extremo, aunque también en nuestra vida cotidiana. A continuación, te hablaré de varios factores fisiológicos y bioquímicos para que entiendas mejor el funcionamiento del mecanismo de hidratación del cuerpo.

Por un lado, trataremos el concepto de la retención de agua. La sal, que está compuesta principalmente por sodio y cloruro, favorece que el cuerpo retenga agua. No obstante, el sodio es un electrolito importante que se pierde al sudar, por lo que reponerlo contribuye a mantener el equilibrio adecuado de líquidos en el cuerpo. Por otro lado, para la absorción de agua, desde el punto de vista bioquímico, es necesaria la presencia de sodio en el intestino. Esta absorción se produce gracias a un mecanismo que transporta glucosa y sodio a través del intestino y que la promueve, en un proceso conocido como cotransporte de sodio-glucosa.

Por su parte, la prevención de hiponatremia se produce cuando la concentración de sodio en sangre es más baja de lo normal, por ejemplo, en actividades de resistencia. Así, consumir sólo agua pura en grandes cantidades puede diluir la concentración de sodio en la sangre y llegar a provocar hiponatremia, poniendo en peligro la salud. Por tanto, la adición de sal al agua ayuda a mantener un equilibrio electrolítico saludable. Por último, en el mantenimiento del volumen de sangre, el sodio juega un papel importante, porque asegura que suficiente sangre circule a través de los órganos vitales, incluidos los músculos activos durante el ejercicio.

En este sentido, existen múltiples estudios en los que se investigó cómo la adición de sodio al agua influía en la hidratación después de hacer ejercicio en condiciones de calor, y se encontró que el agua con sodio era más efectiva para rehidratar en estas condiciones que el agua sola. Por el contrario, a las personas que no se exponen al calor, les ayudará igualmente y necesitarán ingerir una cantidad menor. En consulta, además de ofrecer a mis pacientes estas argumentaciones científicas, bioquímicas y fisiológicas, me gusta hacerles algunas preguntas, como: ¿a qué saben tus lágrimas? ¿Y el sudor que invade tu cara, cuando haces deporte? ¿Y tu sangre, cuando te haces un pequeño corte en el dedo y lo chupas para limpiar las gotitas que salen? Con tu respuesta entenderás del todo esta teoría de la sal.

Ahora, vayamos a la parte médica, pura y dura. Cuando una persona llega a un servicio de Urgencias con deshidratación, no le dan agua directamente, sino sueros en los que predominan los componentes salinos y glucolíticos, en función de las necesidades del paciente. De hecho, añadir un poco de sal a tu vaso de agua tiene un efecto similar al del suero salino que te pueden aplicar en Urgencias. Sin embargo, antes de poner sal al agua, debemos valorar varios aspectos, como el tipo de vida que lleva esa persona. No es lo mismo alguien que realiza un trabajo sedentario de oficina que uno físico y expuesto al calor. También puede que el paciente cuente con patologías previas que puedan interferir, aunque estamos hablando de pequeñas cantidades de sal, que para la mayoría son insignificantes. Además, cualquier producto procesado del supermercado posiblemente llevará más sal que la que puedas añadir en tu vaso.

En referencia a este punto, sinceramente, me parece absurdo el miedo que se ha transmitido a la sociedad con el consumo de sal y la hipertensión, cuando la comida procesada está cargada de sal y de otros químicos más perjudiciales, por ejemplo, el glutamato monosódico, por citar uno de los más comunes. Esto no quiere decir que debas comerte la sal a cucharadas, sino que mantengas un equilibrio, en función de tu situación de salud y de tu vida, para que tu cuerpo funcione mejor. No olvidemos que el sodio tiene un papel fundamental en el funcionamiento del organismo.

Así pues, ¿qué cantidad de sal es la recomendada? Normalmente es una pizca de sal por vaso. Si quieres un dato más concreto, puedo aconsejarte entre 0,7 y 1 g/l por litro, teniendo en cuenta también si haces mucho ejercicio, y tu temperatura y estado de salud. Igualmente, ten en cuenta que un suero salino, de los que te aplican cuando te deshidratas, tiene una concentración salina del 0,9 por ciento, es decir, 9 g/l.

Respecto al tipo de sal que se recomienda utilizar para el correcto funcionamiento de nuestro organismo, encontrarás diferentes teorías. La mía, que no es mejor ni peor que otras, es que, para mezclar la sal con el agua para beber, prefiero la sal rosa del Himalaya en molinillo, que puede molerse en el momento de consumo y se evitan así procesos de procesamiento del alimento. En mi opinión, también es más agradable al paladar para beber con agua que la sal marina. En cambio, la sal marina es significativa para la hidratación, porque tiene yodo, que es fundamental para el funcionamiento de la glándula tiroidea. Sin embargo, para mí es un poco más fuerte de sabor, y a algunas personas incluso les da náuseas, si se pasan un poco con la cantidad. Personalmente, la sal marina la utilizo para cocinar y para tomar con algunos alimentos, así su sabor al paladar es más agradable. También, seguro que alguna vez has oído hablar del agua de mar, porque su uso para la hidratación humana ha ganado interés, especialmente cuando el agua es tratada para producir una solución isotónica, es decir, cuando su salinidad se ajusta para que sea similar a los fluidos corporales humanos, como el plasma sanguíneo.

A su vez, el agua de mar natural tiene una salinidad mucho más alta que los fluidos corporales, con aproximadamente 35 gramos de sal por litro. Para que sea segura y efectiva para el consumo humano, especialmente en términos de hidratación, su salinidad debe reducirse. El agua de mar isotónica, por ejemplo, reduce esta salinidad a alrededor de 9 g/l por litro. ¿Te suena? ¡Es la misma concentración que el suero salino hospitalario! Esto la hace comparable a la concentración de sales en el plasma humano y segura para el consumo. Así, esta isotonicidad permite que el agua de mar sea absorbida efectivamente por el cuerpo, sin causar deshidratación o desequilibrios minerales, y se afirma que contribuye a la regeneración celular completa y al equilibrio mineral del cuerpo. En esta línea, cabe mencionar a uno de los principales valedores de estas teorías, René Quinton, conocido como el padre o precursor de la terapia marina.

En el mundo deportivo, múltiples estudios han explorado el uso del agua de mar (desalinizada y ajustada a niveles minerales seguros) en eventos deportivos de resistencia y han sugerido que puede ser una alternativa adecuada para mejorar la recuperación postejercicio, debido a su contenido mineral. Por consiguiente, se observó que el consumo de agua de mar aceleraba la recuperación de la capacidad aeróbica y la potencia muscular en comparación con la dulce. De este mismo modo, es relevante saber que los productos de agua de mar destinados a la hidratación están específicamente preparados y son seguros para el consumo humano, ya que este tipo de agua no tratada puede ser perjudicial y llevar a problemas serios de salud, debido a su alta concentración de sal y de otros minerales, o incluso de residuos. En resumen, no te vayas a la playa y te lleves agua para consumirla; si te planteas algún proceso de este tipo, documéntate y utiliza productos de calidad. Para finalizar este apartado sobre el agua, me gustaría recomendarte, como hago con mis pacientes, el uso de sales lo menos refinadas posible, para evitar que estén procesadas con otros compuestos químicos que desvirtúen sus beneficios.

8.2. Las proteínas

En primer lugar, vamos a explicar la función de las proteínas en nuestro cuerpo y, después, identificaremos alimentos que las contengan para lograr la homeostasis en nuestros sistemas corporales.

Las proteínas son macromoléculas complejas, tanto en estructura como en función, esenciales para numerosos procesos biológicos, los cuales voy a concretar a continuación. Uno de ellos es el citoesqueleto celular, una estructura interna formada por proteínas, que preserva la forma y la estabilidad de las células. En el ámbito muscular, los filamentos de actina y miosina constituyen el sistema contráctil. A nivel sanguíneo, está la hemoglobina, que se encarga del transporte de oxígeno, mientras que los anticuerpos protegen al organismo contra agentes patógenos. Por otro lado, las enzimas facilitan reacciones químicas vitales para la producción y la descomposición de biomoléculas, la replicación y la transcripción genética, y el procesamiento de ARN mensajero (ARNm). Finalmente, los receptores celulares son claves para la detección y la respuesta a señales hormonales y ambientales.

Asimismo, las proteínas experimentan cambios físicos y funcionales a lo largo de su vida, desde su síntesis durante la traducción. Tras este proceso de traducción, se producen modificaciones postraduccionales, como la proteólisis, la alternancia entre estados activos e inactivos regulados por diversos factores y, finalmente, su degradación en aminoácidos, conforme envejecen y se descomponen.

En la biología, la funcionalidad de una proteína está intrínsecamente ligada a su estructura tridimensional, un proceso que comienza con el plegamiento del polipéptido recién sintetizado. Este plegamiento le permite realizar actividades esenciales como catalizar reacciones metabólicas, facilitar el movimiento celular o aportar estructura a componentes como el pelo, los huesos, los tendones y los dientes. A lo largo de su maduración, la proteína puede experimentar modificaciones postraduccionales que incluyen la adición de grupos químicos o la eliminación de segmentos peptídicos, esenciales para su función final. Estas alteraciones impiden que las proteínas alcancen su conformación correcta y, por ende, su funcionalidad biológica completa.

Aunque todos estos nombres de sustancias y procesos pueden sonarte a chino, es conveniente que sepas qué ocurre en nuestro cuerpo bioquímica y metabólicamente cuando ingerimos cualquiera de estos nutrientes. Ahora, voy a explicarte los aspectos más relevantes del proceso de la forma más clara y resumida posible.

Comenzamos por los aminoácidos, que son moléculas que se combinan para formar proteínas, dicho de otra forma, son los bloques constructores para formar largas cadenas polipeptídicas en proteínas. Tienen roles variados en funciones celulares como la transmisión de señales nerviosas y la producción de porfirinas, purinas, pirimidinas y urea. Por ejemplo, los péptidos cortos, compuestos por aminoácidos, ejercen funciones fundamentales en el sistema neuroendocrino, actuando como hormonas, factores de liberación hormonal, neuromoduladores o neurotransmisores. Los seres humanos y otros animales no podemos sintetizar nueve de los veinte aminoácidos comunes; y estos nueve son conocidos como aminoácidos esenciales, por lo que debemos obtenerlos a través de la dieta para sustentar el crecimiento y la salud.

Por otro lado, debes saber que los humanos utilizamos exclusivamente l-α-aminoácidos en nuestras proteínas, mientras que ciertos microorganismos emplean d-α-aminoácidos. Si quieres ahondar en este tema, puedes aprender más sobre las familias bacterianas que forman la microbiota humana y nos protegen de muchas enfermedades y patologías en el libro *¡Es la microbiota, idiota!* de la Dra. Sari Arponen.

Volviendo a los aminoácidos esenciales, que tenemos que obtener por nuestras ingestas y que son fundamentales para numerosas funciones del cuerpo, incluyendo la construcción de proteínas y el soporte del metabolismo normal, a continuación te facilito un pequeño listado con sus nombres, los alimentos en los que se encuentran con mayor biodisponibilidad y algunas de sus funciones más relevantes.

Tabla 8.1. Aminoácidos esenciales

AMINOÁCIDO ESENCIAL	FUENTE PRINCIPAL (ALTA BIODISPONIBILIDAD)*	FUNCIÓN PRINCIPAL EN EL ORGANISMO
Histidina	Carne de ternera, pollo, cerdo	Precursor del neurotransmisor histamina, y vital para el crecimiento y la reparación de tejidos
Isoleucina	Pollo, pavo, carne de ternera, huevos	Importante en la síntesis de proteínas, la regulación de la glucosa en sangre y la reparación muscular
Leucina	Lácteos, carne de ternera, pollo, huevos, tofu	Estimula la síntesis de proteínas musculares, y ayuda en la recuperación muscular y la regulación de azúcar
Lisina	Carnes rojas, pescado, lácteos, legumbres	Fundamental para la formación de colágeno, absorción de calcio y producción de hormonas y enzimas
Metionina	Huevos, granos enteros, semillas de sésamo y girasol	Esencial para el metabolismo y la detoxificación, y precursor del antioxidante glutatión
Fenilalanina	Lácteos, carne, pescado, huevos, soja, nueces	Precursor de neurotransmisores, como la dopamina y la adrenalina, y esencial para la estructura y la función

... / ...

... / ...

AMINOÁCIDO ESENCIAL	FUENTE PRINCIPAL (ALTA BIODISPO- NIBILIDAD)*	FUNCIÓN PRINCIPAL EN EL ORGANISMO
Treonina	Carne de ternera, soja, cerdo, queso	Importante en la formación de colágeno y elastina, ayuda en la función inmune
Triptófano	Pavo, pollo, queso, pescado, semillas de calabaza	Precursor de la serotonina y la melatonina, y vital para el estado de ánimo y el sueño
Valina	Queso, carne de ternera, pollo, productos de soja	Estimula el crecimiento muscular y la regeneración, y proporciona energía a los músculos

* Alimentos ordenados de mayor a menor biodisponibilidad.
Fuente: Elaboración propia.

Aunque incluir una variedad de estos alimentos en tu dieta puede asegurarte una ingesta adecuada de todos los aminoácidos esenciales, también debes tener en cuenta su biodisponibilidad, es decir, la capacidad que tienen los nutrientes de cada alimento para pasar a la circulación y así favorecer su absorción en el organismo. Además, debes saber que las proteínas de origen animal generalmente tienen una mejor biodisponibilidad de aminoácidos esenciales en comparación con las proteínas vegetales. Esto se debe a que los animales contienen todos los aminoácidos esenciales en proporciones que el cuerpo humano puede utilizar más eficientemente. Sin embargo, es posible obtener todos los aminoácidos esenciales a través de una dieta vegetariana o vegana bien planificada, consumiendo una variedad de fuentes proteicas a lo largo del día. Así, si sigues estas dietas basadas en plantas, te recomiendo tener en cuenta alimentos como la soja y el guisante, que son comparables en calidad a las proteínas animales cuando se trata de la digestibilidad de sus proteínas, aunque personalmente soy más partidario de obtenerlas de los alimentos de origen animal, porque aportan también otro tipo de nutrientes, además de aminoácidos de calidad.

Tras esta breve explicación sobre los aminoácidos, ahora me gustaría introducirte a los péptidos. Se trata de moléculas biológicamente activas, compuestas por cadenas cortas de aminoácidos, que juegan roles esenciales en numerosos procesos biológicos y fisiológicos en el cuerpo humano y en otros organismos. Un péptido se forma cuando dos o más aminoácidos se unen mediante enlaces peptídicos, que son enlaces covalentes entre el grupo amino de un aminoácido y el grupo carboxilo del otro. La formación de un péptido es un proceso de deshidratación, ya que se libera una molécula de agua. Además, los péptidos varían en tamaño y pueden ser desde dipéptidos (dos aminoácidos) hasta polipéptidos (varias decenas de aminoácidos). A continuación, te detallo de forma muy resumida los tipos de péptidos, su descripción y sus funciones, siempre desde un punto de vista muy general.

Tabla 8.2. Clasificación de los péptidos

TIPO DE PÉPTIDO	DESCRIPCIÓN	FUNCIÓN PRINCIPAL
Péptidos bioactivos	Hormonas, péptidos antimicrobianos y otros que regulan procesos fisiológicos y respuestas inmunitarias	Participan en la regulación de diversas funciones corporales como el crecimiento, la defensa contra infecciones y la modulación del sistema inmune
Péptidos neurotóxicos	Péptidos que pueden alterar el funcionamiento normal del sistema nervioso	Utilizados en la investigación para estudiar enfermedades neurodegenerativas y posibles tratamientos
Péptidos derivados de alimentos	Generados durante la digestión de las proteínas en los alimentos	Tienen efectos beneficiosos para la salud, como propiedades antioxidantes, hipotensivas, antimicrobianas, etcétera

Fuente: Elaboración propia.

En resumen, los péptidos son los responsables de la regulación de hormonas, enzimas, el sistema inmune, las relaciones entre diferentes órganos, además de funciones estructurales y de transporte. Por tanto, son claves para el funcionamiento y el equilibrio de nuestro cuerpo. En cuanto a sus usos habituales, tienen una amplia gama de aplicaciones, tanto en medicina como en biotecnología. En el ámbito terapéutico, se utilizan en tratamientos para enfermedades como la diabetes (insulina) y en terapias anticancerígenas. También se emplean habitualmente para usos cosméticos, puesto que los péptidos en cremas y sueros ayudan a reducir las arrugas y mejorar la elasticidad de la piel. Además, es común usarlos en los campos de la investigación, siendo sustancias esenciales en estudios bioquímicos y farmacológicos para desarrollar nuevos medicamentos.

Seguro que ya te has dado cuenta de que soy muy partidario de la optimización de los recursos que nos brinda la naturaleza y nuestro cuerpo con sus sistemas para conseguir aquellas sustancias que necesitamos, no sólo para la supervivencia, sino también para el correcto funcionamiento desde el punto de vista metabólico, bioquímico y fisiológico. Por consiguiente, igual que con los aminoácidos, quiero compartirte algunos ejemplos de péptidos para mostrarte que puedes favorecer su producción de forma natural, sin necesidad de recurrir a químicos para conseguirlo.

Tabla 8.3. Ejemplos de péptidos endógenos/exógenos

PÉPTIDO	SÍNTESIS (ENDÓGENA/ EXÓGENA)	FUNCIÓN PRINCIPAL	FUENTES
Insulina	Endógena	Regula el nivel de glucosa en la sangre	Producida por el páncreas
Glucagón	Endógena	Ayuda a elevar la glucosa en sangre al promover la descomposición del glucógeno	Producido por el páncreas
Hormona de crecimiento (GH)	Endógena	Estimula el crecimiento, la reproducción celular y la regeneración en humanos	Producida por la glándula pituitaria. Puede activarse por el ejercicio intenso
Endorfinas	Endógena	Proporcionan alivio natural del dolor y promueven la sensación de bienestar	Liberadas durante el ejercicio prolongado, actividades placenteras y consumo de ciertos alimentos como el chocolate
Péptidos anti-microbianos	Endógena	Defensa contra bacterias, hongos y virus	Producidos por diferentes tejidos del cuerpo. No dependen de alimentos
Colágeno	Exógena y endógena	Proporciona estructura a la piel, huesos, tendones y ligamentos	Por la síntesis endógena. También se encuentra en alimentos ricos en colágeno como caldos de huesos y gelatinas
Opioides derivados de alimentos	Exógena	Modulan el dolor, la respuesta inmune y otros procesos fisiológicos	Producidos durante la digestión de proteínas de alimentos como la leche (casomorfinas) y el trigo (gliadorfinas)
Péptidos bioactivos de la leche	Exógena	Tienen efecto antimicrobiano y modulan el sistema inmune	Derivados de la digestión de proteínas en la leche de vaca y productos lácteos
Péptidos derivados de la carne	Exógena	Pueden tener efectos antioxidantes y antihipertensivos	Producidos durante la digestión de carnes rojas y blancas

Fuente: Elaboración propia.

Una de las herramientas naturales que más utilizo para su producción es el ejercicio físico regular, porque influye en la producción de ciertos péptidos, siempre adaptándolo a las necesidades de cada persona. En estos últimos años parece que hay ejercicios, como el aeróbico, que se han demonizado. Personalmente, no creo que todo sea blanco o negro; hay que jugar con los grises y todos sus tonos.

Ahora te pongo un ejemplo de los péptidos, las endorfinas, que reducen la percepción del dolor, mejoran el estado de ánimo y se liberan en mayor cantidad durante actividades físicas prolongadas o intensas. Es posible que en alguna ocasión hayas escuchado lo que comúnmente se conoce como el *subidón del corredor*, es decir, una sensación de euforia y bienestar que muchos atletas experimentan después de un ejercicio prolongado o intenso. Este fenómeno se atribuye a la liberación de endorfinas por el cerebro durante la actividad física, las cuales son péptidos que actúan como neurotransmisores y que tienen propiedades analgésicas y sedantes, lo que explica la sensación de placer y la reducción del dolor asociados con el subidón del corredor.

En definitiva, te aconsejo sacrificarte y no dar gusto al paladar de forma habitual, pero, en cambio, proporcionar a tu cuerpo alimentos sin procesar que tienen esos aminoácidos esenciales. El organismo cuenta con una notable capacidad para sintetizar péptidos esenciales de forma endógena a través del metabolismo y la bioquímica, tanto de la dieta como del ejercicio. Si tienes alguna enfermedad ya provocada, la administración exógena de péptidos también puede ser necesaria en ciertas condiciones médicas. Ahora bien, si no quieres hacer el sacrificio de dejar de comer alimentos o productos que no aportan ninguna calidad a tus sistemas, y prefieres ingerir químicos, la decisión es tuya.

Eso sí, sólo se curan los que están dispuestos a sacrificar el placer por el esfuerzo y la disciplina; el resto ponen excusas. Y, por estadística, sólo entre un 5 y un 10 por ciento de los problemas se los ha generado la genética, así que menos decir «me ha tocado a mí» y más «me lo he buscado yo». Desde mi punto de vista, la epigenética es más importante, y las personas no suelen autoinculparse de sus problemas.

Antes de finalizar este capítulo me gustaría hablar de algunas de las proteínas más comunes y relevantes para nuestro organismo, y explicar qué son, para qué sirven, de dónde se obtienen, qué puede pasar si no están en buen nivel en tu bioquímica, etcétera.

8.3. EL COLÁGENO

Se trata de una proteína fibrosa que proporciona resistencia y flexibilidad a los tejidos. Existen diferentes tipos de colágeno que cumplen diversas funciones específicas en el cuerpo, por ejemplo, el colágeno tipo I se encuentra predominantemente en la piel, los huesos y los tendones, mientras que el tipo II se localiza principalmente en los cartílagos. Dentro de las funciones del colágeno, cabe destacar su labor en la construcción y el mantenimiento de la piel, contribuyendo a su firmeza y elasticidad. En el caso de los huesos y los cartílagos, les proporciona soporte estructural y capacidad de amortiguación. A su vez, en tendones y ligamentos, les brinda la fuerza y la elasticidad necesarias para el movimiento.

El proceso de síntesis endógena del colágeno es la siguiente: el cuerpo humano sintetiza colágeno a partir de aminoácidos, principalmente glicina, prolina y lisina, junto con otros componentes esenciales como la vitamina C, minerales y agua.

Como ya sabes, esta proteína ayuda a mantener nuestra piel, huesos y muchos otros tejidos fuertes y saludables y, para su fabricación, nuestro cuerpo sigue varios pasos. Primero, dos aminoácidos llamados prolina y lisina pasan por un proceso llamado hidroxilación, en el que se les añade un pequeño grupo químico con la ayuda de la vitamina C, que actúa como una ayudante esencial. Este cambio convierte la prolina y la lisina en hidroxiprolina e hidroxilisina, y es crucial porque favorece que las hebras de colágeno sean fuertes y estables. Después, en el paso de glicosilación, se añaden azúcares especiales a la hidroxilisina, los cuales facilitan la formación y la estabilización del colágeno, asegurándose de que las hebras se mantengan unidas correctamente.

En el siguiente paso, las hebras de colágeno se ensamblan en grupos de tres para formar una estructura llamada procolágeno, la cual se parece a una cuerda y es enviada fuera de la célula para ser procesada. Después, una vez fuera, unas enzimas especiales actúan como tijeras, de modo que cortan los extremos del procolágeno para convertirlo en tropocolágeno, lo que se llama procesamiento extracelular. Finalmente, las moléculas de tropocolágeno se unen como piezas de un rompecabezas para formar estructuras más grandes llamadas fibrillas, las cuales se entrelazan y se estabilizan mediante enlaces cruzados, formando fibras de colágeno muy fuertes y maduras. Así, a través de estos pasos, nuestro cuerpo produce colágeno, para mantenernos fuertes y saludables.

En resumen, es fundamental contar con buenos niveles de vitamina C, para la hidroxilación de prolina y lisina, ya que su deficiencia conduce a la inadecuada formación de colágeno, como se observa en el escorbuto. Los alimentos ricos en proteínas, como el caldo de huesos, presentan colágeno, que se descompone en componentes biodisponibles que el cuerpo puede utilizar para mantener y mejorar la salud de los tejidos conectivos. Por tanto, una dieta equilibrada y rica en proteínas, vitaminas y minerales favorece la producción y el mantenimiento del colágeno en el cuerpo.

8.4. La mioglobina

La mioglobina es una proteína que contiene hierro y que se encuentra en el tejido muscular. Entre sus funciones más destacadas, encontramos el almacenamiento de oxígeno, actuando como una reserva de oxígeno dentro de las fibras musculares, y que sea rápidamente accesible durante la actividad física. También se encarga del transporte de oxígeno, facilitando su difusión desde la sangre hasta las mitocondrias musculares. Teniendo en cuenta su vínculo con el oxígeno y, a su vez, el vínculo que tiene el oxígeno con los diferentes sistemas corporales, imagina todos los problemas que puede desencadenar que tu mioglobina esté baja.

Aquí también entra en juego el hierro, dado que es clave para la función de la mioglobina, y cuyas fuentes son la carne roja, las legumbres y los vegetales de hoja verde. Recuerda siempre la importancia de la biodisponibilidad; en este caso, yo soy más partidario de la carne roja, ya que el hierro hemo siempre tiene más biodisponibilidad que el no hemo. Si quieres más información sobre este tipo de contenido, puedes consultar las publicaciones de mi blog *El mecánico del cuerpo humano* en el siguiente enlace: <www.elmecani codelcuerpohumano.com>.

Por el contrario, una deficiencia de hierro puede afectar directamente a la eficiencia de la mioglobina y contribuir a la fatiga muscular. Así, para una mejor absorción del hierro no hemo, puedes consumirlo con vitamina C, ya que una de sus propiedades es reducir el hierro férrico (Fe^{3+}) a hierro ferroso (Fe^{2+}), que es la forma más absorbible del hierro en el intestino. Este proceso facilita la entrada de hierro en las células intestinales y su posterior uso en el cuerpo. Respecto al hierro hemo, añadirle vitamina C no muestra mejoras de absorción tan significativas como en el caso del no hemo.

Asimismo, dentro de los compuestos de la vitamina C, el ácido ascórbico es la forma más común y eficaz de esta vitamina para mejorar la absorción de hierro. La dosis recomendada es de 50 a 100 mg de vitamina C junto con la comida que contiene hierro no hemo, y esto ha demostrado ser suficiente para incrementar significativamente su absorción. Dentro de este rango, hay que tener en cuenta los factores personales de cada uno, como la edad, el sexo, el peso, otras patologías, etcétera, motivo por el cual es recomendable que sea supervisado por un especialista que pueda pautar incluso dosis mayores en algunos casos con el fin de mejorar un proceso deficitario de mayor envergadura.

Tampoco debes olvidar la importancia de las proteínas: su consumo es esencial para la síntesis de todas ellas, incluida la mioglobina, que se encuentra, por ejemplo, en carnes, huevos o productos lácteos preferiblemente fermentados. En este proceso, el cobre también es necesario para la utilización del hierro en la producción de mioglobina, y algunas de sus fuentes naturales son el marisco y algunos frutos secos como las nueces.

Otro factor para conseguir un nivel adecuado de mioglobina es el ejercicio, especialmente aeróbico, que estimula la producción de mioglobina en los músculos, como correr, nadar, hacer ciclismo, etcétera. Son ejercicios que aumentan la demanda de oxígeno en los músculos, estimulando la producción de mioglobina. Además, debes considerar que, si ya tienes una patología relacionada con la mioglobina, es muy posible que el ejercicio haya que adaptarlo según otros factores. Por ello, no olvides nunca que cada persona es diferente desde el punto de vista metabólico, fisiológico, mecánico y bioquímico, y ten en cuenta si sufres alguna patología, porque posiblemente haya que adaptar también el ejercicio en función de tu estado.

Por otro lado, cabe tener presente la hidratación, para el

transporte eficiente de nutrientes y oxígeno a los músculos. Hidrátate correctamente y evita el consumo de alimentos y bebidas que inhiben la absorción de hierro, como el café, el té y los productos ricos en calcio, especialmente en aquellas comidas con altos niveles de hierro no hemo. En caso de deficiencias relevantes, la suplementación puede ser necesaria, siempre bajo la supervisión de un profesional de la salud.

8.5. La hemoglobina

La hemoglobina es una proteína compleja, compuesta por subunidades de globina y grupos hemo. Es responsable del color rojo de la sangre y juega un papel crucial en el transporte respiratorio. Así, entre sus funciones principales, hay que destacar el transporte de gases: de oxígeno desde los pulmones a los tejidos, y de dióxido de carbono de regreso a los pulmones. Además, actúa en la regulación del pH y del pH de la sangre, mediante la captación o liberación de iones de hidrógeno.

Para el mantenimiento de los niveles adecuados de hemoglobina, debes mantener una dieta rica en hierro y, en este caso, cobran especial importancia cofactores como la vitamina B12 y la vitamina B9 o ácido fólico. Al contrario, la deficiencia de alguno de estos nutrientes puede conducir a anemia, caracterizada por fatiga, debilidad y dificultad para respirar. El ácido fólico es necesario para la producción y la maduración de los glóbulos rojos; y la vitamina B12, para la producción de glóbulos rojos y la síntesis de hemoglobina. Con todo, puedes encontrar ácido fólico en las verduras de hoja verde, los cítricos y las legumbres, mientras que la vitamina B12 está más biodisponible en carnes, pescados, huevos y lácteos. Al igual que la mioglobina y el cobre, la hidratación y el ejercicio físico contribuyen a conseguir un correcto nivel de hemoglobina.

A modo de conclusión, una deficiencia en cualquiera de estas proteínas puede llevar a varios problemas de salud. Por un lado, el colágeno es clave para la osteoporosis, los problemas de piel y las articulaciones. La mioglobina, por su parte, está muy vinculada a la fatiga muscular y la disminución del rendimiento físico, así como la hemoglobina está directamente relacionada con la anemia y sus síntomas asociados, afectando a la calidad de vida y la capacidad para realizar actividades diarias. En cuanto si existe algún tipo de vínculo entre el colágeno, la mioglobina y la hemoglobina, diría que para conservar sus niveles optimizados cabe dar importancia al hierro y la vitamina C, no sólo para la síntesis y el mantenimiento de estas proteínas, sino también para la salud general del organismo.

Antes de cerrar este apartado de las proteínas, debo tratar un tema del que cada vez se habla más: la suplementación de las proteínas con preparados de proteína *whey*, BCAA, etcétera. A continuación, tienes un resumen genérico, para que puedas valorar lo que más te interesa, con sus pros y contras.

Tabla 8.4. Comparativa por ración de preparados de proteínas y aminoácidos procesados con el huevo*

NUTRIENTE	PROTEÍNA *WHEY* (30 G)	BCAA (30 G)	HUEVOS (100 G)
Calorías	120 kcal	90 kcal	143 kcal
Proteínas	24 g	6,8 g	12,6 g
Grasas totales	1,5 g	<0,1 g	9,5 g
Grasas saturadas	0,5 g	0 g	3,1 g
Grasas trans	0 g	0 g	0 g
Carbohidratos totales	3 g	0,6 g	1,1 g

... / ...

... / ...

NUTRIENTE	PROTEÍNA WHEY (30 G)	BCAA (30 G)	HUEVOS (100 G)
Azúcares	1 g	<0,1 g	1,1 g
Fibra	0 g	0 g	0 g
Colesterol	50 mg	0 mg	372 mg
Sodio	150 mg	0 mg	142 mg
Calcio	140 mg	(14 % VD) 0 mg	56 mg (6 % VD)
Potasio	180 mg	(5 % VD) 0 mg	138 mg (3 % VD)
Hierro	0 mg	0 mg	1,75 mg (10 % VD)
Aminoácidos esenciales			
Histidina	0,3 g	0,6 g	0,31 g
Isoleucina	1,5 g	1,75 g	0,76 g
Leucina	2,5 g	3,5 g	1,08 g
Lisina	2,2 g	0 g	0,90 g
Metionina	0,5 g	0 g	0,39 g
Fenilalanina	0,8 g	0 g	0,68 g
Treonina	1,8 g	0 g	0,61 g
Triptófano	0,4 g	0 g	0,17 g
Valina	1,4 g	1,75 g	0,93 g
Valor biológico (VB)	104-110	-	100

* **Datos obtenidos de las informaciones nutricionales de los propios productos o alimentos.**
Fuente: Elaboración propia.

Para ayudarte a entenderlo mejor, te resumo parte de la información más importante recogida en la tabla anterior:

- **Proteína *whey*:** dispone de una muy alta biodisponibilidad y rápida absorción, por lo que es ideal para la recuperación postentrenamiento. Su valor biológico (VB) está entre 104-110, lo que indica una utilización extremadamente eficiente por el cuerpo.

- **BCAA**: tiene una biodisponibilidad muy alta, debido a que son aminoácidos libres y se absorben rápidamente. Su VB no se mide de la misma manera que las proteínas completas, pero son esenciales para la síntesis proteica y el crecimiento muscular.
- **Huevos**: son uno de los alimentos naturales con mayor biodisponibilidad, así como una excelente fuente de proteínas completas con todos los aminoácidos esenciales. Su VB es de 100, lo que significa que los aminoácidos de los huevos son utilizados de manera muy eficiente por el cuerpo. Además, se trata de un alimento natural, libre de químicos y sin procesar. Personalmente, poniendo en una balanza la composición y las características de los tres que acabo de citar, me parece la opción más saludable y eficaz.

Como te decía, la elección es tuya, según tu criterio de salud, ¿prefieres productos procesados o alimentos naturales?, así como los objetivos que quieras conseguir. Pero no puedes olvidarte de entrenar la fuerza muscular. Conozco a muchos pacientes que toman sus suplementos y la mitad de los días no entrenan; ¿esperan que aparezca la magia? Como dice uno de los libros del gran Mago More: «Consigue todo lo que quieras... trabajando como un cabrón».

8.6. Los carbohidratos o hidratos de carbono

Los carbohidratos están presentes en casi todos los vegetales y animales, y desarrollan funciones tanto en la estructura como en el metabolismo del cuerpo. En las plantas, la glucosa se produce a partir de dióxido de carbono y agua a través del proceso de fotosíntesis. Esta glucosa se almacena como almidón o se utiliza para crear la celulosa, que forma las paredes de las células vegetales. Los animales también pueden producir carbohidratos, a partir de aminoácidos, pero en su mayoría obtienen los carbohidratos de los vegetales.

Así pues, la glucosa es el carbohidrato más importante; de hecho, casi todos los carbohidratos que consumimos se descomponen en glucosa durante la digestión, la cual entra en el torrente sanguíneo y puede utilizarse como energía. En el hígado, otros azúcares también se convierten en glucosa.

Por ello, la glucosa es el principal combustible para los mamíferos, excepto los rumiantes, y es esencial para el desarrollo del feto. Además, es la precursora para la síntesis de otros carbohidratos en el cuerpo, como el glucógeno para el almacenamiento; la ribosa y desoxirribosa en los ácidos nucleicos; y la galactosa en la leche, los glucolípidos, las glucoproteínas y los proteoglucanos.

Hoy en día, los humanos padecemos más enfermedades relacionadas con el metabolismo de los carbohidratos, como la diabetes mellitus, la galactosemia, las enfermedades de almacenamiento de glucógeno y la intolerancia a la lactosa.

Como ya sabes, los carbohidratos son nutrientes que se encuentran en muchos alimentos y tienen diversas funciones en el cuerpo humano. Se clasifican en diferentes grupos, según su estructura y complejidad, como vemos a continuación:

Tabla 8.5. Tipos de hidratos de carbono

TIPO DE HIDRATO	COMPOSICIÓN	ALIMENTOS HABITUALES	DATOS SIGNIFICATIVOS
Monosacáridos	Azúcares simples. Pueden ser aldosas o cetosas	Glucosa: frutas y miel. Fructosa: frutas, miel y agave	Se absorben rápidamente y elevan los niveles de glucosa en sangre
Alcoholes de azúcar	Monosacáridos con grupo aldehído o cetona reducido a alcohol	Sorbitol y xilitol: frutas, verduras y productos dietéticos	Tienen un menor índice calórico, absorción lenta y efecto laxante en exceso
Disacáridos	Dos monosacáridos unidos	Lactosa: leche y lácteos. Sacarosa: azúcar de mesa y frutas	Son una fuente importante de energía y requieren enzimas para su digestión
Oligosacáridos	De tres a diez monosacáridos unidos	Legumbres, granos enteros, cebollas y ajo	Tienen efectos prebióticos, fomentan la salud intestinal y no son digeribles
Polisacáridos	Más de diez monosacáridos, lineales o ramificados	Almidón: patatas, maíz y arroz. Celulosa: vegetales fibrosos. Inulina: raíz de achicoria y ajo	El almidón es una fuente de energía; la celulosa y la inulina actúan como fibra dietética

Fuente: Elaboración propia.

Si comprendes esta clasificación, sabrás cómo funcionan los carbohidratos en el cuerpo y cómo podemos usarlos mejor para mantener una dieta equilibrada y saludable. No obstante, hoy en día, la mayoría de las personas viven con una sobrenutrición de ellos.

Si analizamos la pirámide nutricional que nos recomienda una alimentación de tipo mediterránea, observamos que el 50 por ciento de la ingesta serían carbohidratos;

entre el 30 y 35 por ciento aproximadamente, grasas; y entre el 15 y el 20 por ciento, proteínas. Quizá hace sesenta años este reparto de macronutrientes estaría genial y se adaptaría a la vida de la época, pero actualmente la mayoría de las personas no sólo comen más hidratos de carbono de los que su cuerpo necesita, sino que mayoritariamente su vida también es más sedentaria que hace sesenta años. Por este motivo, si comes energía de sobra y no la gastas, el exceso de energía se almacena en el organismo. Desde el punto de vista bioquímico, este almacenamiento ocurre principalmente a través de dos mecanismos: el almacenamiento de glucógeno y la conversión a grasa.

En primer lugar, los carbohidratos consumidos se descomponen en glucosa durante la digestión, y la glucosa resultante se utiliza para satisfacer las necesidades energéticas inmediatas del cuerpo. Sin embargo, cuando hay un excedente de glucosa, ésta se almacena en forma de glucógeno en el hígado y en los músculos. La capacidad del cuerpo para almacenar glucógeno es limitada, aproximadamente 100 gramos en el hígado y entre 400 y 500 gramos en los músculos. Una vez que se supera la capacidad de almacenamiento de glucógeno, la glucosa en exceso se convierte en grasa a través de un proceso llamado lipogénesis. Este proceso tiene lugar principalmente en el hígado, donde la glucosa se convierte primero en piruvato a través de la glicólisis. Ahora bien, cuando hay un exceso de glucosa y las reservas de glucógeno están llenas, aparece en escena el proceso de lipogénesis, a través del cual los ácidos grasos resultantes se combinan con glicerol para formar triglicéridos, que son transportados por la sangre y almacenados en el tejido adiposo (grasa corporal).

Resumiendo, cuando el cuerpo ingiere más energía de la que gasta, los carbohidratos en exceso se almacenan inicialmente como glucógeno. Tras llenar la capacidad de almacenamiento de glucógeno, el exceso de carbohidratos se convierte en grasa y se guarda en el tejido adiposo. Este proceso bioquímico asegura que el cuerpo pueda acumular energía para ser utilizada en períodos de déficit energético, pero si comes todos los días lo suficiente para no generar ese déficit energético esa grasa almacenada empieza a formar parte de ti.

Como dato científico relevante, me gustaría destacar la investigación de Otto Warburg, Premio Nobel de Medicina en 1931, que realizó estudios importantes sobre el metabolismo y los hidratos de carbono, especialmente en relación con el cáncer. Warburg observó que las células cancerosas obtienen su energía principalmente a través de un proceso llamado glicólisis anaeróbica, en lugar de la respiración aeróbica normal. Este fenómeno se conoce como el *efecto Warburg* y sugirió que esta dependencia de la glicólisis se debe a una disfunción en las mitocondrias de las células cancerosas, donde la glicólisis anaeróbica es menos eficiente que la respiración aeróbica y requiere más glucosa para producir la energía necesaria. Warburg creía que esta alteración metabólica es una de las causas fundamentales del cáncer.

Centrándonos en lesiones de origen musculoesquelético, debes saber que, para una óptima recuperación muscular, tienes que mantener un equilibrio adecuado en la ingesta de carbohidratos. Por ello, se recomienda incluir en la dieta aquellos de bajo índice glucémico y evitar excesos que puedan llevar a los problemas mencionados. Desde un enfoque bioquímico y metabólico, la ingesta excesiva de carbohidratos puede afectar negativamente a la recuperación de lesiones del tejido muscular, al promover resistencia a la insulina, dificultando la síntesis proteica. También puede incrementar la inflamación crónica y el estrés oxidativo, además de conducir a un exceso de grasa corporal, que puede liberar mediadores proinflamatorios e incluso alterar la microbiota intestinal, lo que afectaría la inflamación y la respuesta del sistema inmune.

Además, ante la presencia de lesiones, el paciente debe seguir una alimentación baja en carbohidratos para favorecer la rapidez y la calidad del proceso de recuperación. A menudo, trato en consulta con personas que cuando utilizo los términos *hidratos de carbono* o *carbohidratos* no tienen demasiado claro a qué alimentos me refiero, y muchos consideran sólo los de sabor dulce. En estos casos, recomiendo repasar la tabla 8.5, porque cuenta con diferentes tipos de hidratos. Ahora ya sabes que el concepto de alimentación baja en hidratos de carbono se refiere a comer en mayor o menor cantidad en función de tu objetivo.

8.7. Lípidos y grasas

Los lípidos son un grupo de compuestos variados que incluyen grasas, aceites, esteroides y ceras, entre otros. Se reconocen principalmente por sus propiedades físicas, ya que son poco solubles en agua, pero se disuelven bien en solventes como el éter y el cloroformo.

En la dieta, los lípidos son importantes no sólo por su alto contenido energético, sino también porque contienen vitaminas que se disuelven en grasa y ácidos grasos esenciales que el cuerpo necesita. A su vez, la grasa se almacena en el tejido adiposo, actuando como un aislante térmico que protege los tejidos debajo de la piel y alrededor de ciertos órganos. Además, los lípidos no polares actúan como aislantes eléctricos, lo que permite la rápida transmisión de señales a lo largo de los nervios cubiertos de mielina. Por su parte, las lipoproteínas son combinaciones de lípidos y proteínas que facilitan el transporte de lípidos en la sangre.

Asimismo, los lípidos cumplen funciones vitales para la nutrición y la salud, así que entender su bioquímica es clave para actuar contra muchas enfermedades importantes, como la obesidad, la diabetes y la aterosclerosis. En esta tabla encontrarás una clasificación de los principales tipos de lípidos, con sus composiciones y funciones.

Tabla 8.6. Clasificación de los lípidos

CATEGORÍA DE LÍPIDOS	SUB-CATEGORÍA	COMPOSICIÓN	FUNCIÓN PRINCIPAL
Lípidos simples	Grasas	Ácidos grasos + alcoholes	Almacenamiento de energía
	Aceites	Grasas en estado líquido	Almacenamiento de energía y metabolismo
	Ceras	Ácidos grasos + alcoholes (alta masa molecular)	Protección y estructura (recubrimiento de superficies)
Lípidos complejos	Fosfolípidos	Ácidos grasos + alcohol + fosfato	Componente principal de las membranas celulares
	Glucolípidos	Ácidos grasos + alcohol + carbohidrato	Componente de membranas celulares, involucrado en el reconocimiento celular
	Otros lípidos complejos	Sulfolípidos, aminolípidos y lipoproteínas	Diversas funciones, incluyendo el transporte de lípidos en sangre
Precursores y derivados	Ácidos grasos	-	Fuente de energía y componentes de otros lípidos
	Glicerol	-	Componente de triglicéridos y fosfolípidos

... / ...

... / ...

CATEGORÍA DE LÍPIDOS	SUB-CATEGORÍA	COMPOSICIÓN	FUNCIÓN PRINCIPAL
	Esteroides	-	Hormonas y estructura de membranas (colesterol)
	Vitaminas liposolubles	Vitaminas A, D, E, K	Regulación de procesos biológicos, antioxidantes y salud ósea
	Hormonas	-	Regulación de procesos fisiológicos
Lípidos neutrales	Glicéridos	Ácidos grasos + glicerol	Almacenamiento de energía
	Colesterol	-	Componente de membranas celulares y precursor de hormonas
	Ésteres de colesterol	Colesterol + ácidos grasos	Transporte y almacenamiento de colesterol

Fuente: Elaboración propia.

Cuando hacemos referencia a lesiones del sistema musculoesquelético, debes saber que los lípidos desempeñan roles importantes en la fisiología y el metabolismo muscular. Además, desde un punto de vista bioquímico, entender estos roles y cómo ajustar la dieta puede servir para una recuperación de la mayor calidad posible.

En cuanto a la fisiología muscular, cabe destacar sus tres principales funciones: estructural, de reserva energética y de señalización celular. En primer lugar, respecto a su función estructural, los lípidos son componentes esenciales de las membranas celulares, incluyendo las células musculares. Los fosfolípidos, en particular, forman la bicapa lipídica de las membranas, proporcionando estabilidad y flexibilidad. En cuanto a su función de reserva energética, cabe mencionar unas moléculas lipídicas, que a todos en mayor o menor medida nos deben sonar: los triglicéridos. Éstos se almacenan en el tejido adiposo y dentro de las células musculares y sirven como fuente de energía. Durante el ejercicio o en situaciones de déficit calórico, estos triglicéridos se descomponen para proporcionar ácidos grasos libres que al oxidarse generan ATP, necesario para la contracción muscular. Por último, atendiendo a su función de señalización celular, los lípidos actúan como moléculas de señalización, es decir, regulan procesos como la inflamación y la reparación celular. Por ejemplo, los ácidos grasos omega-3 y omega-6 son precursores de moléculas implicadas en la respuesta inflamatoria.

En el metabolismo muscular, el papel de los lípidos también es muy relevante y destacan principalmente dos acciones: la oxidación de ácidos grasos y la síntesis de proteínas. Ambas son importantes para el correcto funcionamiento del tejido muscular. Por un lado, en el momento de la oxidación de ácidos grasos durante la actividad física prolongada, el músculo esquelético utiliza estos ácidos como fuente de energía a través de la beta-oxidación en las mitocondrias. Este proceso sirve para la producción de ATP en condiciones aeróbicas. Por otro lado, en la síntesis de proteínas, algunos lípidos actúan como mensajeros intracelulares que pueden influir en la síntesis de proteínas y la hipertrofia muscular, procesos esenciales para la reparación y crecimiento muscular poslesión.

De igual modo, si padeces una lesión inflamatoria y optas por hacer algunos ajustes dietéticos para reducirla y promover la recuperación muscular, debes tener en cuenta los siguientes aspectos. Por ejemplo, es recomendable eliminar o reducir significativamente los carbohidratos de alto índice glucémico y los carbohidratos refinados, que pueden contribuir a la inflamación y a la resistencia a la insulina. Algunos ejemplos son los azúcares refinados (azúcar de mesa, dulces y bebidas azucaradas), las harinas refinadas (pan blanco, pastas, pasteles y dulces hechos con harina blanca) o los productos procesados (comidas rápidas, *snacks* y otros alimentos ultraprocesados que contienen carbohidratos refinados y azúcares añadidos).

Seguidamente, vamos a hablar de las grasas. ¿Cuáles debo incluir en mi alimentación si quiero favorecer mi recuperación muscular? Las grasas saludables, ya que ayudan a reducir la inflamación y proporcionan los componentes necesarios para la recuperación muscular. De nuevo, para comprenderlo más fácilmente, aquí tienes una tabla con los principales tipos de grasas, sus propiedades, los alimentos en los que puedes encontrarlas y su biodisponibilidad.

Tabla 8.7. Grasas que favorecen la recuperación muscular

TIPO DE ÁCIDO GRASO/ FOSFOLÍPIDO	FUENTES ALIMENTARIAS	PROPIEDADES PRINCIPALES	BIODISPO-NIBILIDAD
Ácidos grasos omega-3	Pescados grasos (salmón, caballa y sardinas), semillas de lino, nueces y aceite de linaza	Propiedades antiinflamatorias	EPA y DHA altamente biodisponibles en fuentes marinas
Ácidos grasos monoinsaturados	Aceite de oliva, aguacates, almendras y nueces	Reducen la inflamación y mejoran la salud cardiovascular	Ácido oleico altamente biodisponible
Ácidos grasos saturados	Aceite de coco y manteca alimentada con pasto	Beneficiosos en moderación, con propiedades antiinflamatorias y antimicrobianas	Ácido láurico altamente biodisponible

... / ...

... / ...

TIPO DE ÁCIDO GRASO/ FOSFOLÍPIDO	FUENTES ALIMENTARIAS	PROPIEDADES PRINCIPALES	BIODISPO-NIBILIDAD
Fosfolípidos y colina	Yemas de huevo e hígado	Esenciales para la estructura de membranas celulares y función neurológica	Fosfatidilcolina altamente biodisponible
Ácidos grasos omega-6	Semillas de girasol	Importantes para el control inflamatorio y equilibrio de omega-3	Ácido linoleico altamente biodisponible

Fuente: Elaboración propia.

Así pues, para una alimentación equilibrada, en lo que a grasas se refiere, y considerando el objetivo del correcto funcionamiento muscular, te recomiendo que repartas los tipos de grasa en los siguientes porcentajes: ácidos grasos monoinsaturados (50-60 por ciento), ácidos grasos omega-3 (20-30 por ciento), ácidos grasos saturados (10-15 por ciento), ácidos grasos omega-6 (5-10 por ciento) y el resto los fosfolípidos y colina (10-15 por ciento). También recuerda que, si reduces demasiado la ingesta de grasas saludables en detrimento de otros tipos de nutrientes, es posible que tu sistema muscular no funcione adecuadamente.

8.8. Vitaminas y minerales

Cuando existe lesión del tejido muscular, tanto rotura como inflamación, se implica a varios mecanismos fisiológicos y bioquímicos, así como numerosas vitaminas y minerales juegan roles fundamentales. A continuación, te contaré qué vitaminas y minerales favorecen la reparación del tejido muscular, cómo interfieren en la fisiología muscular, su papel en el metabolismo muscular y sus funciones bioquímicas. ¡Comenzamos con las vitaminas!

- **Vitamina C (ácido ascórbico)**: en fisiología muscular, es importante para la síntesis de colágeno, como ya sabes, para la estructura y la integridad del tejido conectivo que sostiene los músculos. A nivel metabólico, actúa como un antioxidante, protegiendo las células musculares del daño causado por los radicales libres, producidos durante el estrés oxidativo, asociado con el ejercicio y la inflamación. Desde el punto de vista bioquímico, participa en la hidroxilación de prolina y lisina durante la síntesis de colágeno, asegurando la estabilidad y la fuerza de las fibras de colágeno.
- **Vitamina D**: a nivel fisiológico muscular, contribuye en la función muscular óptima y la prevención de debilidad muscular. A nivel metabólico, ayuda a regular la absorción de calcio y fósforo, que son vitales para la contracción muscular y la señalización neuromuscular. Desde el punto de vista bioquímico, modula la expresión de genes involucrados en la síntesis de proteínas musculares y la inflamación, además de facilitar la reparación y el crecimiento muscular a través de la activación de células satélite (células madre musculares).
- **Vitamina E**: fisiológicamente, protege las membranas celulares de las células musculares del daño oxidativo. En el metabolismo muscular, mejora la circulación sanguínea y, por tanto, facilita el suministro de nutrientes y oxígeno a los tejidos dañados. A nivel bioquímico, actúa como un antioxidante, neutralizando los radicales libres y reduciendo el daño oxidativo y la inflamación en el tejido muscular.

- **Vitaminas del complejo B (especialmente B6 y B12):** desde el punto de vista fisiológico, permiten la producción de energía y la reparación del tejido muscular. Si nos centramos en la perspectiva metabólica, la vitamina B6 es importante en el metabolismo de proteínas y aminoácidos, para la reparación muscular; y la vitamina B12 es clave para la formación de glóbulos rojos y el mantenimiento del sistema nervioso, que influye en la función neuromuscular. Bioquímicamente, la vitamina B6 participa en la síntesis de neurotransmisores y la producción de hemoglobina, mientras que la vitamina B12 es necesaria para la síntesis de ADN y la regeneración de células.

Continuemos con los minerales más relevantes para que el tejido muscular funcione correctamente. Muchos de los problemas musculares que atendemos diariamente en consulta están relacionados con niveles deficitarios de algunos de estos minerales. A continuación, podrás saber un poco más sobre cada uno de ellos y por qué ayudan a tener una correcta salud muscular.

- **Calcio:** en cuanto a la fisiología muscular, contribuye a la contracción y la relajación muscular. Desde el punto de vista metabólico, regula las contracciones musculares al interactuar con las proteínas del músculo (actina y miosina) y facilita la señalización celular. Por último, a nivel bioquímico, participa en la liberación de neurotransmisores en la sinapsis neuromuscular, que es esencial para la transmisión de impulsos nerviosos a los músculos.
- **Sodio:** es un mineral esencial en el proceso de recuperación muscular debido a su papel clave en la fisiología celular y el metabolismo. A nivel fisiológico, regula

el equilibrio hídrico y la presión osmótica, facilitando la rehidratación muscular tras el ejercicio intenso. Desde el punto de vista bioquímico, el sodio es fundamental en la conducción de impulsos nerviosos y la contracción muscular, lo que garantiza una recuperación adecuada de las fibras musculares dañadas. Además, a nivel metabólico, ayuda en la absorción de glucosa, lo que favorece la reposición de glucógeno en los músculos y acelera la regeneración de energía, optimizando el rendimiento y la recuperación muscular.

- **Magnesio**: también es clave para el funcionamiento con normalidad tanto del tejido muscular como del nervioso. Si atendemos a sus funciones metabólicas, participa en más de 300 reacciones enzimáticas, incluyendo las involucradas en la síntesis de proteínas y la producción de ATP, la principal fuente de energía para las células musculares. A nivel bioquímico, actúa como cofactor en la síntesis de proteínas, la replicación del ADN y la síntesis de ARN. Además, ayuda a estabilizar las membranas celulares y las estructuras del músculo.

- **Zinc**: fisiológicamente, contribuye a la reparación del tejido muscular y la función inmunológica. Respecto al metabolismo muscular, es esencial para la síntesis de proteínas, la división celular y la función inmunológica, que ayudan a la reparación muscular. Bioquímicamente, tiene un papel muy relevante participando en la actividad de más de 300 enzimas, incluyendo aquellas que intervienen en la síntesis de proteínas y la reparación del ADN. También tiene propiedades antioxidantes.

- **Hierro**: su función principal a nivel fisiológico es el transporte de oxígeno a los músculos y la producción de energía. Metabólicamente, es parte de la hemoglobina y la mioglobina, las proteínas que transportan oxígeno en la sangre y los músculos, respectivamente. A nivel bioquímico, participa en las reacciones de oxidación-reducción en la cadena de transporte de electrones, crucial para la producción de ATP en las mitocondrias.

Para cerrar este apartado, debes tener en cuenta que las vitaminas y los minerales mencionados contribuyen a la reparación del tejido muscular, debido a sus roles en la fisiología, el metabolismo y la bioquímica del músculo. En la siguiente tabla están resumidas las funciones de los nutrientes y los alimentos en los que se pueden encontrar.

Tabla 8.8. Vitaminas y minerales

NUTRIENTE	FUNCIÓN PRINCIPAL	ALIMENTO MÁS BIODISPONIBLE
Vitamina C	Síntesis de colágeno y antioxidante	Frutas cítricas, como las naranjas
Vitamina D	Absorción de calcio y salud ósea	Pescado graso, como el salmón
Vitamina E	Antioxidante y protección celular	Aceites vegetales, como el aceite de oliva
Vitamina B6	Metabolismo de proteínas y aminoácidos	Pollo
Vitamina B12	Formación de glóbulos rojos y mantenimiento del sistema nervioso	Carne
Calcio	Contracción y relajación muscular	Productos lácteos, como el yogur
Sodio	Equilibrio hídrico, contracción muscular y transmisión de impulsos nerviosos	Sal, verduras de hoja verde, remolacha, apio, mariscos y agua de mar apta para consumo humano

... / ...

.../ ...

NUTRIENTE	FUNCIÓN PRINCIPAL	ALIMENTO MÁS BIODISPONIBLE
Magnesio	Función muscular y nerviosa	Frutos secos, como las almendras
Zinc	Síntesis de proteínas y función inmunológica	Mariscos, como las ostras
Hierro	Transporte de oxígeno y producción de energía	Carne roja, como el hígado

Fuente: Elaboración propia.

8.9. ORGANIZACIÓN DE LAS COMIDAS DEL DÍA

Tanto la organización de las ingestas como las recomendaciones sobre el número de comidas diarias son muy variables y se basan en diferentes enfoques nutricionales que buscan adaptar la dieta a las necesidades individuales. Generalmente, atendiendo a los principales organismos reguladores de este tipo de consejos sobre la salud, se sugiere realizar entre tres y seis comidas al día, dependiendo de factores como el metabolismo, las necesidades energéticas y los objetivos personales de salud. Pongamos algunos ejemplos:

- La OMS, por ejemplo, no establece un número específico de comidas diarias, pero enfatiza la importancia de una dieta equilibrada y la adecuada distribución de la ingesta calórica a lo largo del día. Además, recomienda evitar el consumo excesivo de azúcares y grasas saturadas, así como mantener un balance entre frutas, verduras, proteínas y carbohidratos.
- La Asociación Española de Seguridad Alimentaria y Nutrición (AESAN), por su parte, en sus guías dietéticas sugiere estructurar la alimentación diaria en tres

comidas principales (desayuno, almuerzo y cena) y en dos o tres tentempiés, especialmente en individuos con requerimientos energéticos altos o con condiciones específicas como la diabetes. Estas guías hacen hincapié en la importancia del desayuno y en distribuir la ingesta calórica de manera que se mantenga un nivel energético constante.

En este punto del libro, considero relevante introducir el concepto de la *autofagia*. Se trata de un proceso celular esencial que implica la degradación y el reciclaje de componentes celulares. Este proceso ayuda a las células a eliminar proteínas dañadas o en desuso, orgánulos y patógenos, y permite mantener la salud celular y el equilibrio. Por su parte, Yoshinori Ohsumi, galardonado con el Premio Nobel por sus investigaciones sobre la autofagia, ha contribuido a entender cómo la autofagia puede influir en diversas enfermedades, incluyendo el cáncer, las neurodegenerativas y las infecciones. Al leer estas líneas quizá te preguntarás: ¿autofagia es lo mismo que ayuno intermitente? Ambos conceptos están relacionados, pero son distintos y a menudo se confunden debido a su conexión en el contexto de la biología celular y la salud humana. En sus investigaciones, Ohsumi no recomienda específicamente ningún tipo de ayuno para inducir este proceso, sino que su trabajo se centra en el mecanismo y la importancia biológica de la autofagia a nivel celular, más que en aplicaciones prácticas como el ayuno en humanos.

En resumen, el ayuno se considera una práctica dietética que puede desencadenar la autofagia, y ésta es un proceso celular esencial para el mantenimiento de la homeostasis y la salud celular. Ambos están interconectados porque el ayuno puede ser una forma de inducir la autofagia y así aprovechar sus beneficios para la salud.

Sin embargo, centrémonos en el sistema musculoesquelético: ¿qué efectos tienen tanto el ayuno como la autofagia sobre el sistema muscular? Para argumentarlo de forma clara, vamos a centrarnos en los tres aspectos más significativos de nuestro cuerpo: el fisiológico, el bioquímico y el metabólico del tejido muscular.

A nivel fisiológico, las lesiones musculares provocan daño en las fibras musculares y el tejido circundante, desencadenando una respuesta inflamatoria que es necesaria para iniciar la reparación del tejido dañado. Durante el ayuno, el cuerpo reduce la inflamación sistémica y aumenta la autofagia. En consecuencia, este aumento ayuda a eliminar células y componentes celulares dañados en el músculo, lo que potencialmente podría acelerar el proceso de curación o mejorar la calidad de la recuperación.

En cuanto al aspecto bioquímico, cuando se producen lesiones musculares, las células del músculo responden a través del proceso de señalización celular, liberando citoquinas y factores de crecimiento para reparar el daño. Este entorno rico en señales puede ser modulado por la autofagia, que contribuirá a manejar mejor la respuesta celular a la lesión. Por tanto, se puede decir que el ayuno afecta a las vías de señalización bioquímica relacionadas con el crecimiento y la reparación de tejidos. Por ejemplo, la reducción de los niveles de insulina y el aumento de hormonas, como el glucagón, durante el ayuno promueven un estado metabólico que favorece la movilización de energía, y así influye en la reparación del tejido.

Por último, respecto al metabólico, ante la lesión muscular, se desencadena un episodio de estrés energético, en el que las lesiones musculares requieren energía para la reparación. En este caso, el ayuno puede alterar la disponibilidad de energía y nutrientes. Por tanto, si mantenemos el cuerpo en ayuno, la autofagia no sólo ayuda a reciclar componentes celulares dañados, sino que también puede generar aminoácidos y otros metabolitos necesarios para la reparación del tejido muscular.

Atendiendo a estos tres niveles que gestionan nuestro cuerpo, podemos concluir que existe la conexión entre ayuno, autofagia y lesiones musculares, y parece que en el futuro puede ser prometedora, pero actualmente debe manejarse con cuidado y estudiarse más para maximizar los beneficios y así minimizar posibles riesgos o deficiencias en la nutrición y recuperación. Tampoco podemos olvidar que cada cuerpo es diferente y reacciona de forma distinta en cada uno de estos tres niveles. Así, estas argumentaciones están basadas en lo que conocemos sobre el funcionamiento del organismo cuando lo sometemos a este tipo de procesos.

A continuación, voy a darte unos consejos muy generales sobre el ayuno: cómo llevarlo a cabo o cómo *romperlo*, siempre teniendo en cuenta si hay lesiones a nivel muscular. En este sentido, una de las formas más conocidas de ayuno intermitente es el 16/8. En esta práctica, una persona ayuna durante dieciséis horas y puede comer durante ocho. Por ejemplo, puedes hacer tu primera comida a las doce del mediodía y la última a las ocho de la tarde, de modo que vas a ayunar desde las ocho de la tarde hasta el mediodía del día siguiente. Esta opción puede ser más fácil de mantener y menos probable que interfiera con la ingesta nutricional necesaria para la recuperación de lesiones. Así, en este período de ingesta, puedes hacer dos o tres comidas, dependiendo de tu estado, situación y adaptación a esta forma de alimentarte.

Esta opción es sólo una de tantas, y si buscas y te informas encontrarás otras y con más variaciones. También debes tener en cuenta que, en función de tu situación personal, este ayuno puede ser de más o menos horas. Por este motivo, si no tienes suficiente conocimiento, te recomiendo ponerte en manos de un profesional que te acompañe en el proceso.

Continuando con el ayuno, para mí es igual de fundamental saber cómo hacer el desayuno, es decir, qué ingerir en la primera comida tras el ayuno, especialmente cuando se trata de recuperación de lesiones musculares o enfermedades del tipo metabólico que provocan inflamación. Por tanto, romper el ayuno con proteínas contribuirá a la reparación de tejidos, especialmente en el caso de lesiones musculares. Como ya sabes, las proteínas proporcionan los aminoácidos necesarios para el proceso de curación, e incluir también grasas saludables (como las de los huevos, aguacates, nueces y pescados grasos) puede ayudar a prolongar la saciedad y proporcionar ácidos grasos esenciales que son beneficiosos para reducir la inflamación.

Ahora bien, si prefieres elegir hidratos de carbono complejos y con el menor índice glucémico posible (como algún fruto rojo o seco, como las nueces de Brasil, unas cinco o seis unidades) puede ser también beneficioso para restablecer energía, sin causar picos abruptos en los niveles de azúcar en sangre. Sin embargo, debes saber que su papel es menos esencial que la proteína para la reparación de tejidos, y su elección debe basarse en la necesidad de energía y la tolerancia digestiva después del ayuno.

Personalmente, en estos casos en los que utilizamos la alimentación como herramienta terapéutica y reparadora, hay que tener muy en cuenta a la persona: si padece algún otro trastorno de salud, si consume mucha energía por trabajo o deporte, cómo es su metabolismo, etcétera. En definitiva, debemos personalizar al máximo los tratamientos para cada persona.

Actualmente, la mayoría de la población estamos sobrenutridos, es decir, comemos por rutina, a veces sin hambre, y más cantidad de la que consumimos desde el punto de vista energético. Este aspecto me llama la atención sobremanera cuando pido a mis pacientes un diario nutricional de quince días de su vida habitual y me doy cuenta de que tienen una sobrenutrición de hidratos de carbono que, añadido a un sedentarismo excesivo, genera estragos de salud a nivel metabólico.

En conclusión, mi consejo, basado en los casos reales de mi consulta, es que controles mucho la cantidad de hidratos de carbono que ingieres en tu dieta. Ahora sabemos que son proinflamatorios y que, si consumes más de los necesarios, gran parte de ellos acabarán convirtiéndose en grasa visceral.

9

El mecánico del cuerpo humano explica consultas habituales

Justo después de lesionarte, comienza el proceso de curación. Y no puedes detenerlo, a menos que dejes de moverte.

LORIMER MOSELEY,
fisioterapeuta y científico clínico

En este capítulo me gustaría esclarecer algunas consultas, pensamientos o preocupaciones generales que los pacientes me formulan en consulta y que pueden ser útiles para dar más información o claridad a dudas que, probablemente, tú también hayas tenido en algún momento.

9.1. HIGIENE POSTURAL DE LA COLUMNA VERTEBRAL Y ERGONOMÍA

En la gran mayoría de las empresas, hoy en día se cuenta con un servicio de prevención de riesgos laborales que, entre otras, una de sus labores es facilitar al trabajador una serie de ejercicios para realizar en el puesto de trabajo. Para ello, se requieren aproximadamente veinte minutos sin moverse del sitio u oficina. La idea en sí no es mala, pero no es muy dinámico, desde mi punto de vista. También se facilitan varias recomendaciones para manipular cargas o sentarse correctamente en la oficina. Ahora bien, una cosa es lo que nos cuentan y la otra lo que realmente ocurre.

Partimos de la base de que muchas personas tienen una vida más sedentaria de la deseada, y que no suelen agacharse, levantarse, coger peso, ni subir y bajar escaleras, por poner algunos ejemplos. Esto es ir contra natura y, por tanto, el cuerpo finalmente acaba resintiéndose y aparecen lesiones a nivel mecánico. Además, ese sedentarismo incluso conlleva enfermedades metabólicas, la mayor parte de las cuales se pueden prevenir con un estilo de vida saludable, movimiento, descanso, buena alimentación, sol... como bien hemos explicado en este libro.

Retomando el tema de la ergonomía postural, siempre comento a mis pacientes que primero deben valorar si, para manipular una carga de por ejemplo quince kilos, tienen la fuerza necesaria. En caso afirmativo, lo siguiente que deben preguntarse es si tienen la movilidad articular para posicionarse cerca del peso y, por tanto, si también disponen de elasticidad de los tejidos musculares que permiten una movilidad plena. Por tanto, si contamos con la movilidad para colocarnos próximos a la carga y la fuerza para levantarla, podríamos llevar a cabo el movimiento de forma segura.

Ahora bien, vayamos a la realidad: la mayoría de los pacientes presentan rigidez e hipomovilidad, por tanto, la premisa de aproximarse a la carga en la posición que riesgos laborales les indican es casi imposible. En cambio, lo normal es que uno no tenga fuerza suficiente para manejar adecuadamente una carga superior a los 15 kilos. Entonces, ¿es más importante incidir en la colocación o en mejorar previamente las capacidades del sujeto, para que luego pueda llevar a cabo la posición indicada?

Según una investigación realizada por Bell & Burnett, publicada en *Journal of Occupational Rehabilitation*: «Existen pruebas sólidas de que el ejercicio fue eficaz para reducir la gravedad y la interferencia de la actividad del dolor lumbar en el lugar de trabajo».

Por tanto, considero relevante hacer una llamada a los servicios de prevención de lesiones, ya que no se trata sólo de recomendar posturas a los trabajadores, sino de mejorar sus capacidades físicas para prevenir lesiones. Si un jugador de fútbol prepara su cuerpo diariamente, ¿por qué tú no? El hecho de tener conocimiento sobre el tema permite que no nos guiemos sólo por lo que nos dicen, sino que lo contrastemos y busquemos un estilo de vida favorable a nuestra salud en función del tipo de trabajo que tenemos.

Sin embargo, ¿esto significa que lo que te indica tu empresa de prevención de riesgos es erróneo? No, pero es incompleto en un 75 por ciento. ¿O acaso te plantearías levantar noventa kilos de peso en el gimnasio sin haberte preparado previamente? La mayoría responderá que no, aunque siempre hay algún motivado en exceso que acaba lesionado. Por este motivo, tienes que preparar tu cuerpo para las cargas físicas o posturales a las que lo sometes cada día. No te gastes 200 euros en una silla, sino en material para entrenar o en conocimiento para saber qué es lo más apropiado para tu cuerpo. La silla sólo te aportará comodidad, pero nunca va a hacer tu trabajo corporal; si tus hombros en la oficina acaban caídos hacia delante, aunque te compres la mejor silla del mundo, seguirán adoptando esta posición inadecuada. Así pues, no te engañes: si no te esfuerzas por conseguir algo, no creo que nada más te aporte soluciones definitivas a tus problemas.

De aquí volvemos de nuevo al sacrificio, el esfuerzo y la disciplina para lograr un objetivo, y no la magia o la suerte.

Éste sería el verdadero sistema de prevención de riesgos laborales: trabajar el físico del trabajador para reducir el absentismo laboral por lesiones mecánicas de poca gravedad. De hecho, está demostrado que aquellas empresas que permiten a sus trabajadores tener quince o veinte minutos diarios para realizar una serie de ejercicios, correctamente pautados y enfocados a su puesto de trabajo, ven reducidas de forma importante las bajas laborales por lesiones mecánicas del tipo tendinopatías y dolor de espalda.

9.2. La natación y la espalda

Normalmente, no solemos recomendar la natación a pacientes con dolor de espalda, porque puede irritarles más. Antes, preferimos realizar una valoración de sus tejidos, articulaciones y capacidades musculares para determinar por qué les duele la espalda. Tras conocer la existencia o no de alguna lesión de mayor relevancia, estudiaremos si la mecánica corporal de la persona es la adecuada para realizar natación y le preguntaremos si técnicamente domina este deporte. Una vez que tenemos toda la información, hay que ponernos a trabajar para que en el futuro pueda nadar. Cabe señalar que, personalmente, creo que nadar puede ser bueno para prevenir lesiones de espalda, pero no para solucionarlas cuando ya se padecen.

Respecto a esta modalidad, existen bastantes estudios científicos que respaldan la hidroterapia o la terapia acuática con ejercicios, con resultados que indican que existe un beneficio para reducir el dolor de espalda, principalmente cuando se trata de espalda lumbar o dolor de espalda lumbar crónico. No obstante, cabe recalcar que se refieren a la terapia acuática con ejercicios, y que la mayor parte de los participantes en los estudios son sedentarios y realizan poca actividad intensa en su vida diaria. Por el contrario, no hay evidencias destacables acerca de lesiones de mayor entidad, como hernias discales, así como tampoco una prescripción científica concreta con respecto a la natación como ejercicio.

Por tanto, muchos pacientes que argumentan que «la natación es buena porque mueves todo el cuerpo y, sobre todo, para la espalda» son sedentarios; tienen déficits de masa muscular y de movilidad, e incluso sobrepeso; no saben nadar correctamente; nunca habían practicado la natación como deporte, sino que sólo habían nadado un poco en la piscina, etcétera. Entonces, ¿cómo puede ser que su médico o fisioterapeuta les haya asegurado que nadar les va a ayudar a vivir sin dolor? Si fuese tan fácil, recomendaría la natación a todos mis pacientes y aquí terminaría mi trabajo. De nuevo, te aconsejo leer, estudiar, documentarte y contrastar la información, con un asesoramiento profesional o por tu cuenta y, sobre todo, tomar las riendas de tu curación.

9.3. ¿CÓMO ELEGIR EL COLCHÓN, LA ALMOHADA Y LAS POSICIONES DE DESCANSO MÁS ADECUADAS?

Aquí entra en juego la postura de cada persona, que hace que durmamos en una posición u otra. Por ello, es complicado determinar cuál es el equipo de descanso más apropiado. No obstante, voy a explicarte cuáles serían mis recomendaciones generales, para aquellos pacientes que me piden asesoramiento sobre los colchones o almohadas más adecuados.

Respecto a los colchones, primero debes tener en cuenta que en el mercado hay miles de referencias con diferentes materiales y composiciones. Personalmente, soy partidario de los colchones de firmeza alta o media-alta. Asimismo, recuerda que tú eres el que tiene que adaptarse al colchón, y no el colchón a ti. ¿Acaso cuando el podólogo te indica que debes llevar unas plantillas correctivas para que tus pies pisen correctamente, éstas son blandas y confortables? Son duras e incómodas, e incluso a menudo debes ponértelas progresivamente para que no te machaquen el pie.

Así pues, en este caso, el colchón puede tener dos fines: prevenir o corregir si ya padeces una lesión. A su vez, el colchón cuenta con una gran importancia porque pasamos, de media, entre 2.500 y 2.600 horas al año en la cama. ¿Te imaginas pasar esas horas haciendo una postura no recomendada o andando con un calzado que te haga daño? ¡Sería una locura!

También hay que tener en cuenta el peso de la persona, ya que no es lo mismo pesar cincuenta y cinco kilos que cien. La persona de menos peso puede mantener su columna en correcta alineación en un colchón de firmeza media, mientras que la de mayor peso necesitará uno de firmeza media-alta o alta para cumplir con el objetivo de una columna en correcta posición. Ante la duda, prefiero que peques de dormir en un colchón con exceso de firmeza que en uno más blando de lo adecuado para ti.

En cuanto a la mecánica de la espalda al tumbarse, si el colchón es blando (o como habrás escuchado mil veces, «se adapta a ti»), tu espalda se va a arquear hacia el suelo porque el colchón cede. A la vez, esto genera cargas a nivel muscular y de las estructuras de la propia columna. Además, si presentan ya alguna lesión, como por ejemplo una hernia discal, es muy posible que se irriten más. Por lo contrario, si lo que queremos es descansar, con ese tipo de equipos de descanso generamos tensión muscular, porque se hunden, de modo que por la mañana nos levantaremos peor.

Si a todo esto le sumamos la variedad de materiales de fabricación (látex, espumas de diferentes densidades, viscoelásticos, con muelles o sin muelles, etcétera), todavía cuesta más tomar una decisión. Desde mi punto de vista, allí donde mejor descansa la espalda es en un equipo de firmeza alta, o en el suelo, en una esterilla de uno o dos centímetros de grosor. Así, a muchos pacientes que gastan dinero en cambiar de colchón, les propongo dormir una semana en una colchoneta fina en el suelo, o quitar el colchón y tumbarse sobre la base tapizada. Pruébalo antes de negarlo; si no, no lo puedes valorar. Los primeros días se da mil vueltas y no se descansa bien porque, obviamente, no estás acostumbrado. Pero después de una semana o diez días, el descanso llega y se abre todo un mundo nuevo.

Sobre este tema también existen varias publicaciones científicas, como un estudio publicado en *Applied Ergonomics* en 2015, en el que se compararon diferentes tipos de colchones y se analizó su impacto en el dolor de espalda. Los resultados sugirieron que los colchones de firmeza media podrían ser más beneficiosos para las personas con dolor de espalda crónico, aunque lógicamente el estudio no indicaba el peso de los sujetos. Como hemos comentado anteriormente, una persona de cien kilos va a deformar mucho más un colchón de firmeza media que una persona de sesenta kilos. Por tanto, los dos no van a descansar igual.

Otro estudio publicado en el *Journal of Chiropractic Medicine* en 2018 evaluó a personas con dolor lumbar y su preferencia por la firmeza del colchón. Se concluyó que la mayoría de los participantes preferían colchones de firmeza media. Como indiqué también antes, estos resultados pueden variar en función del peso de los participantes en el estudio, que en este caso tampoco se contempló. No existe evidencia de que lo mejor es un colchón blando que se adapte a la persona, sino que la tendencia es una firmeza media para sujetos de peso medio, y una media-alta o alta para sujetos más pesados.

Por su parte, las almohadas van un poco en la misma línea, aunque es un poco más complicado de determinar, porque habría que saber en qué postura exacta duerme la persona. Así pues, si duerme en decúbito supino (boca arriba), lo ideal será una almohada más bien alta y con poca capacidad de deformación para que no pierda altura cuando su cabeza descanse sobre ella. En cambio, a alguien que duerme en decúbito prono (boca abajo) le suelo recomendar que directamente no utilice almohada o que sea una almohada muy fina, similar a las que usan los niños pequeños. Una almohada en esta posición sólo genera una gran tensión y carga en la columna cervical.

Por último, si se prefiere descansar decúbito lateral (de lado), recomiendo una almohada que rellene perfectamente el hueco entre el hombro y la cabeza, de forma que nuestra columna cervical esté lo más alineada posible para evitar tensiones y cargas excesivas. El peso descansará sobre el hombro, no sobre la escápula, y nuestra cabeza permanecerá sobre la propia almohada. Por tanto, la mejor opción es una almohada de firmeza alta para evitar la pérdida de altura o sobrecargas en la columna cervical. Además, para mejorar el control corporal en esta última posición, sería recomendable colocar un cojín entre las rodillas, ya que esto permite que nuestro centro de gravedad esté más equilibrado y no se generen cargas excesivas en los estabilizadores del lado de apoyo y el cuello. Si no se coloca este accesorio, las piernas tienden a situarse de forma asimétrica, lo que produce una torsión en la columna dorsolumbar y, por consiguiente, una sobrecarga en la musculatura escapular del hombro de apoyo que, a su vez, pasa a la columna cervical.

En cuanto a los materiales de las almohadas, podemos encontrar millones en el mercado. A mí, personalmente, después de probar y estudiar muchos de ellos, me quedo con las almohadas de fibra hueca, que son las que menos deformidad sufren con el paso del tiempo. También existen diferentes tallas, porque se adecuan al cuerpo de cada uno, y suelen ser bastante más económicas que otro tipo de almohadas. Así, realmente no hace falta gastar dinero en cambios o tejidos costosos, sino elegir el que más se adapte a nuestras características físicas y de descanso.

Respecto a las posiciones de descanso, aunque ya las he mencionado para el uso de la almohada, daré algunos detalles más.

- **Decúbito supino**: si sufrimos una lesión lumbar o si simplemente notamos tensión en la espalda baja, es recomendable colocar un almohadón debajo de las rodillas para evitar tensión en la espalda baja.
- **Decúbito prono**: te aconsejo cambiar de posición, porque ésta es la peor para la espalda. Si eres incapaz de modificarla, lo mejor sería que las piernas estuviesen totalmente extendidas y que incluso te pusieras una pequeña almohada o cojín debajo del vientre.
- **Decúbito lateral**: considera colocarte un cojín entre las piernas.

9.4. EL *CORE* Y LOS EJERCICIOS HIPOPRESIVOS

Hay mil opiniones, experiencias o vertientes sobre este tema, por lo que yo daré mi punto de vista personal y profesional. Ante todo, no es que unos ejercicios sean buenos o malos, sino que tu cuerpo esté preparado o no para hacerlos. Por ejemplo, la natación como deporte no es malo ni, en principio, peligroso. Ahora bien, si no sabes nadar, es posible que te ahogues; no porque la natación sea mala, simplemente porque tú, concretamente, no estás preparado. Parece obvio, ¿no? Pues ocurre los mismo para todo lo demás.

Debemos poner el foco en nosotros como personas, y no en si lo que nos rodea es bueno o malo.

En mi opinión, el trabajo de *core* (musculatura abdominal) es fundamental para tener una espalda saludable, siempre que se trabaje también toda la musculatura rotadora y estabilizadora de caderas y de hombros. El *core* por sí solo ayuda, pero no nos va a permitir tener una espalda cien por cien saludable.

Entonces, ¿qué tipo de trabajo de *core* sería el más recomendado? Inicialmente, si sufres dolor de espalda y tienes una lesión diagnosticada, no aconsejo realizar ningún tipo de ejercicio de *core* hasta que el dolor cese o se encuentre en la categoría de molestias leves y ocasionales. En muchas ocasiones nos centramos en este tipo de ejercicio físico y, si existe mucha compresión a nivel discal con presencia de alguna radiculopatía, podemos llegar a irritar aún más la zona. Por consiguiente, el dolor aumentará al haber generado tensiones musculares próximas a la zona de la lesión. Una vez que el dolor ya haya sido controlado en gran medida, podemos empezar con el trabajo abdominal excéntrico y también hipopresivo, para movilizar y fortalecer la zona sin cargas excesivas. Por supuesto, si al realizar cualquier tipo de ejercicio el dolor de espalda aumenta, ya no durante la práctica, sino en horas posteriores, debes parar y volver a la fase anterior de descompresión, para continuar trabajando la movilidad articular y reparando la musculatura que provoca la lesión.

En el caso de que al realizar trabajo excéntrico e hipopresivo no se incremente el dolor y se tolere correctamente durante un período de treinta a cuarenta y cinco días, podríamos comenzar el trabajo abdominal isométrico. En estos ejercicios, hay que tener un cuidado especial con la posición de la espalda lumbar. Muchos pacientes, por la debilidad abdominal que presentan, son incapaces de realizar isometría y mantener su espalda en una posición segura, de manera que acaban vencidos por la gravedad. Por ejemplo, en una plancha isométrica abdominal, cuando la persona se arquea hacia el suelo, indica debilidad, y puede provocar una irritación importante en pocos días. Si esto ocurre, es preferible que, en lugar de intentar permanecer completamente recto en la ejecución, se suban los glúteos hacia arriba y, como mucho, se arquee hacia la flexión en lugar de hacia la extensión, ya que es más segura.

Ahora bien, si llegamos al punto en el que toleramos el trabajo isométrico de forma correcta durante treinta o cuarenta y cinco días más, es el momento de aumentar la presión en la zona abdominal y, por consiguiente, en la zona lumbar, con trabajos más complejos y combinando diferentes tipos de contracciones. El objetivo es preparar nuestro cuerpo para lo que le espera en la vida diaria.

Asimismo, hay trabajos en los que predomina la contracción abdominal isométrica, como los de oficina o los que estás sentado en un vehículo. Para estos pacientes, el trabajo isométrico de calidad orientado hacia la fuerza de resistencia es clave para no recaer en su lesión. Además, la mayor parte de los trabajos son de aguantar y generar mucha presión en la zona abdominal, por lo que hay que prepararse en esta fase y trabajar la musculatura abdominal con diferentes cargas, contracciones y angulaciones. Si tras hacer este trabajo no aparecen dolores, es un gran indicativo de que la espalda está empezando a sanarse.

En definitiva, nos quedamos con dos recomendaciones:

1. Entrenar en función de lo que exija específicamente nuestra vida diaria.
2. Aceptar que este trabajo tendrá que formar parte de nuestra rutina varios días a la semana.

Por otro lado, ¿por qué no considero los hipopresivos una herramienta definitiva para el control del dolor de espalda? Hay que atender a las condiciones particulares de cada uno, que nunca son iguales. Los hipopresivos son una buena herramienta en una fase inicial, para personas con debilidad muscular. Sin embargo, no suelo recomendarlos, porque la vida no es hipopresiva, sino más bien hiperpresiva. Cuando hacemos algún movimiento o algún esfuerzo para movilizar cargas, nuestro abdomen realiza contracciones que aumentan la presión en la zona abdominal. Si nosotros entrenamos nuestra zona abdominal de una forma hipopresiva no estará preparada para las presiones diarias.

Con todo, algunos estudios concluyen que el trabajo de gimnasia abdominal hipopresiva muestra efectos beneficiosos y un aumento del grosor y la fuerza del diafragma durante la inspiración, así como una reducción de la intensidad del dolor, la sensibilización central y la discapacidad, sobre todo en pacientes que padecen dolor lumbar crónico inespecífico con respecto a la no intervención.

Como decíamos, puede ayudarnos a mejorar, efectivamente, pero si existen lesiones específicas, necesitaremos otro tipo de soluciones para recuperar las lesiones. Por tanto, hipopresivos sí, pero en un momento inicial, y no continuamente. Si queremos realizarlos cuando tengamos la espalda sana, estará perfecto, pero primero hay que reparar, preparar, mantener lo ganado y, después, ya probaremos cosas nuevas.

9.5. FORTALECER LA ESPALDA. ¿TODO VALE?

A diario, muchos pacientes diagnosticados de hernia discal reciben la recomendación de sus médicos o fisioterapeutas de fortalecer la espalda para solucionar su problema. Se trata de una buena recomendación para una segunda fase del tratamiento de estas patologías, o de cualquier patología derivada de una debilidad muscular. Pero repito: para una segunda fase, y no una primera. Soy más partidario de realizar inicialmente una descompresión articular de las zonas que puedan estar afectadas y puedan tener un vínculo con la lesión. En esta fase de descompresión, el objetivo es eliminar el dolor para, posteriormente, reforzar las estructuras dañadas.

A su vez, se han realizado muchos estudios sobre dolor crónico lumbar, aunque no tantos sobre lesiones como hernias discales lumbares. La gran mayoría de las investigaciones que he consultado concluyen lo siguiente: «El dolor lumbar durante la actividad física se redujo significativamente, tanto caminando como realizando ejercicios de estabilización central (no precisamente de fortalecimiento de la espalda en general), la frecuencia del ejercicio aumentó significativamente, así como el tiempo de ejercicio también se incrementó en el grupo. Por tanto, se determina que al reducir el dolor se mejora la tolerancia para aumentar la frecuencia y el tiempo. La resistencia de la postura supina, acostada de lado y prona, mejoró significativamente».

Así, cualquier persona que haya realizado un trabajo de fuerza muscular, o que simplemente haya observado en un gimnasio a aquellos que buscan ganar fuerza hipertrófica, se habrá percatado de que, cuando sometemos a nuestros músculos a cargas para fortalecerlos, tras el trabajo de varios días, tienden a acortarse. Por este motivo, si fortalecemos mientras hay dolor, y ya presentamos acortamientos de tejido muscular, que ya están aumentando *per se* la presión intraarticular en algunas articulaciones, se producirá un incremento de la presión y, por consiguiente, un aumento del dolor en la mayoría de los casos.

Según el siguiente estudio publicado por Fares M. Y. & Fares J. en 2020: «El dolor lumbar es una condición muy común que afecta a muchas personas en todo el mundo. El levantamiento de pesas es un deporte popular que utiliza pesos pesados para involucrar ampliamente los músculos del cuerpo y, como resultado, predispone a los atletas a dolor de espalda lumbar. El uso de pesos excesivos durante las técnicas de levantamiento de pesas puede comprometer la postura del cuerpo y provocar la inclinación del cuerpo y la flexión de la espalda. Esto aumenta la tensión en la columna vertebral del levantador de pesas y hace que la zona lumbar sea muy propensa a sufrir lesiones. El conocimiento adecuado de las técnicas de levantamiento de pesas y la supervisión estrecha por parte de especialistas físicos pueden ayudar a reducir las lesiones en la parte inferior de la espalda en el entorno de levantamiento de pesas. Además, los cirujanos de columna, los fisioterapeutas y los preparadores físicos deben crear conciencia sobre las propiedades biomecánicas de la columna lumbar para ayudar a prevenir estas lesiones en el futuro».

Todos conocemos a personas que presentaban lesiones y, con fuerza, mejoró su espalda directamente. Como ya he mencionado, en fisioterapia, dos más dos no siempre son cuatro: lo más importante es valorar cuál es el origen del problema. Si tenemos una hernia discal, con una biomecánica articular perfecta a nivel de rangos, y una debilidad muscular, puede ser que la fuerza ayude, pero siempre habrá que realizar una valoración biomecánica-funcional individualizada, y no aplicar la misma receta mágica para todo el mundo.

Respecto al tipo de trabajo de fuerza, quiero ahondar un poco más en este tema, para saber cuál es mejor aplicar en función de tu estilo de vida y de tu trabajo.

Según otro estudio publicado en *Clinical Biomechanics* en 2020: «Los programas de ejercicio de estabilización lumbar y ejercicios de fortalecimiento muscular de 20 semanas fueron eficaces para disminuir el dolor lumbar y la discapacidad funcional en personas que realizaban trabajos sedentarios; sin embargo, el programa de ejercicios de estabilización lumbar fue más eficaz y este efecto duró 12 semanas después de completar el programa».

Cada vez existe más evidencia sobre los beneficios de diversos tipos de acondicionamientos físicos para controlar el dolor de espalda. Es cierto que aún queda mucho camino por explorar, porque hace relativamente poco tiempo que se estudia el ejercicio físico para el dolor. En mi caso, llevo cerca de veinte años trabajando con ejercicio para el dolor y, por este motivo, gran parte del contenido que recoge este libro se basa en la experiencia. No obstante, como ves, también la ciencia lo respalda.

Así pues, ante un déficit de fuerza, soy partidario de trabajar la fuerza-resistencia, ya que la mayoría de los empleos actuales nos hacen mantener posturas muy similares durante mucho tiempo. Si el objetivo es no tener dolor, y trabajamos sentados en una oficina, debes entrenar tu musculatura de sostén para ello, así que inicialmente recomendamos realizar ejercicios de fuerza a muchas repeticiones y, una vez alcanzado el objetivo, incrementaremos el peso de las cargas para reforzar. Si el día de mañana el paciente ha conseguido los objetivos marcados y decide trabajar la fuerza hipertrófica, estaría genial, pero siempre alternándolo con la fuerza-resistencia para mantener lo ganado. Si no somos deportistas profesionales, pero nuestro puesto de trabajo exige fuerza-resistencia para mantener posturas repetidas, la solución es entrenar para ello, no para ningún otro objetivo.

¿Y para conseguirlo se puede utilizar el trabajo funcional? Sí, pero no desde el principio. La fuerza se debe entrenar desde un punto de vista funcional, pero si tenemos una lesión recomiendo antes un trabajo analítico sobre las estructuras dañadas para, posteriormente, evolucionar a un trabajo funcional y mucho más global, adaptado a cada necesidad.

Siempre pongo este ejemplo a mis pacientes en fase avanzada de recuperación: si queremos trabajar el pectoral, porque soy mozo de almacén, y me paso el día empujando carros pesados, será mucho más eficaz un trabajo de fuerza con una *powerband*, haciendo empujes en bipedestación, que un *press* de banca convencional, puesto que impactará más en las actividades de su vida cotidiana por posición. Por tanto, ¿sería malo el *press* de banca? Para nada, pero aquí se trata de recuperar lesiones y entrenar a los pacientes para su vida diaria, no para levantar peso en un *press* de banca por afición.

¿Y qué pasa con aquellos que presentan un gran volumen muscular y que tienen mucha fuerza? Lo cortés no quita lo valiente, es decir, hemos visto a pacientes con un gran volumen de músculo entrenando con grandes cargas diariamente en el gimnasio, pero que no tienen fuerza muscular en algunas estructuras de gran tamaño. El problema es que nunca han sufrido lesión y les encanta trabajar la fuerza, pero siempre desde un enfoque basado en ejercicios que no aíslan músculo por músculo. Entonces, priorizan aquellas prácticas que comprometen a más músculos, y algunos quedan siempre más abandonados. Por ejemplo, si hacemos un *press* de banca, porque queremos trabajar el pectoral, pero a la vez mover la muñeca, el codo y el hombro, para mí es más inespecífico que si trabajamos unas aperturas de pectoral con mancuernas, manteniendo codo y muñeca bloqueados y movilizando únicamente el hombro. Esta segunda opción me resulta más adecuada para prevenir lesiones y también para recuperarlas. Lógicamente, levantaremos menos carga y, para aquella persona que busca la hipertrofia, será menos interesante. En conclusión, ante todo, hay que tener claro cuál es el objetivo de cada uno.

9.6. ¿EXISTEN PACIENTES QUE UNA VEZ TRATADOS PUEDEN REQUERIR CIRUGÍA?

Por desgracia, hay muchos pacientes que llegan tarde a nuestras manos, porque esperan que con un analgésico o un antiinflamatorio sin supervisión el dolor mejore o desaparezca. Ése es el caso de gran parte de la población ante los dolores del aparato locomotor, espalda, rodilla, hombros, etcétera. A veces, cuando son simples sobrecargas musculares ocasionadas por un esfuerzo puntual o por malas posturas, la molestia puede aliviarse con ese tipo de fármacos. Pero ¿qué ocurre cuando llevas dos semanas tomando pastillas y el dolor continúa? De entrada, es posible que exista alguna lesión de mayor entidad que esté perturbando tu calidad de vida, por tanto, deberías ponerle remedio cuanto antes, o al menos saber qué es lo que está sucediendo.

Muchos pacientes buscan ayuda profesional cuando los síntomas ya son muy potentes, y esto implica el sufrimiento de estructuras que han sido sometidas a una sobrecarga importante, incluso llegando al punto de estar tan deterioradas que no tienen capacidad de recuperación por sí solas.

En este sentido, me vienen a la mente los pacientes que sufren estenosis del canal medular, que mayoritariamente ha sido generada por aguantar el dolor mucho tiempo. También puede deberse a algún tipo de accidente traumático, pero en estos casos ya contamos con la presencia de una agresión externa y sabemos que posiblemente la recuperación no pueda ser completa sin cirugía.

Así pues, aunque seamos capaces de eliminar la sintomatología con este tipo de tratamientos, se necesitan varios meses de disciplina y esfuerzo por parte del paciente. No sirve calmar los síntomas únicamente, sino que tenemos que trabajar para erradicar el origen de la lesión. En este caso, si el disco está provocando estenosis significa que está tan dañado que no regresa a su posición, y es probable que se deba intervenir.

En este momento debería entrar en escena, si no lo ha hecho previamente, el neurocirujano para realizar una valoración del caso concreto. Personalmente, cuando recibo a pacientes con este tipo de lesiones en la resonancia inicial, suelo derivarlos a neurocirugía antes de iniciar el tratamiento. ¿Por qué motivo? Primero, porque cuatro ojos y dos cerebros siempre ven y piensan mejor que uno; segundo, porque soy consciente de que este tipo de lesión puede que tengan que solucionarla dos o más especialistas; y tercero, porque, como dice el refranero español, zapatero a tus zapatos, por mucha experiencia que pueda tener trabajando con este tipo de lesiones, mi especialidad no es intervenir compresiones medulares.

Por estas razones, es importante que intentemos colaborar con otros profesionales, que mantengan su ego controlado, que sean capaces de trabajar en equipo y que sepan hasta dónde llega su labor y hasta dónde la del compañero. Todos debemos tener claro que el objetivo es el bienestar de la persona que se pone en nuestras manos. Así parece fácil, pero no lo es, ya que no todos están dispuestos a ello. Por suerte, yo me rodeo de profesionales íntegros y racionales, que son capaces de controlar el ego en beneficio de los pacientes.

Con todo, para evitar este tipo de circunstancias clínicas, siempre recomiendo a mis pacientes que acudan a una consulta cuando un dolor de espalda se mantenga diez o quince días seguidos, o bien cuando presente episodios recurrentes cada cierto tiempo.

Por otro lado, también existe otro tipo de pacientes que únicamente cuidan su sistema muscular mientras les dura el cuadro doloroso, y que aceptan someterse a cirugía tras llevar a cabo un tratamiento. Cuando estos pacientes acuden al servicio de rehabilitación el primer día, y les comentas que deben comprometerse y trabajar entre treinta y sesenta minutos, en función de su caso, los siete días de la semana para siempre, no están dispuestos, y sólo lo hacen mientras dura el tratamiento. Con el tiempo, te vas dando cuenta de que únicamente trabajan los días que acuden presencialmente a la clínica, y que el resto de los días se encomiendan a la suerte.

En estos casos, por desgracia más frecuentes de lo deseado, solemos plantearles dos opciones: trabajar todos los días sin excusas o abandonar el tratamiento para ahorrar tiempo y dinero, porque no va a funcionar si no cambian de actitud. Así, si este tipo de pacientes tienen lesiones leves, mejoran, aunque sólo hagan sesiones presenciales y no realicen el tratamiento domiciliario, pero cuando pasan unos meses la lesión se vuelve a manifestar. Son personas pasivas y, por esto, requieren soluciones pasivas como la cirugía.

A modo de conclusión, la cirugía puede evitarse siempre y cuando trabajes duro por recuperarte. Hay algunos casos que ni siquiera así se puede solucionar su problema, porque es una lesión grave y no hay posibilidad de llegar al cien por cien de la recuperación. Sin embargo, si uno se esfuerza puede lograr un porcentaje muy elevado de mejoría y de calidad de vida.

9.7. UTILIZACIÓN DE FAJAS Y CINTURONES LUMBARES

Según una publicación realizada por la semFYC (Sociedad Española de Medicina de Familia y Comunitaria): «El organismo humano, al igual que el del resto de los animales, está diseñado para el movimiento, de manera que la misión de los aparatos o sistemas es aportar sustancias energéticas, oxígeno y sustancias reguladoras para que se pueda producir trabajo muscular; eliminar del organismo los productos de deshecho resultantes del metabolismo energético, y recoger información del entorno, analizarla y proporcionar las órdenes oportunas para que ese trabajo muscular sea lo más eficiente posible y dirigido al objetivo que se pretende conseguir. Por ello, la reducción del movimiento conlleva una disminución de la eficiencia del funcionamiento de todos los aparatos y sistemas del organismo, y eso a la larga tiene que producir deterioro, degeneración y enfermedad».

Por tanto, si tenemos una lesión mecánica sin ninguna rotura o sin otra lesión relevante en ningún tipo de tejido corporal, deberíamos movernos para recuperarlo. Evidentemente, sabiendo qué tipo de movimientos son los más convenientes. Ahora bien, ¿por qué en muchas ocasiones, sin existir tejidos rotos, se recomiendan fajas, férulas y demás prótesis inmovilizadoras? Cuando esto pasa, debemos pedir una explicación que justifique la inmovilización, porque en muchas ocasiones puede ser contraproducente.

Centrándonos en las fajas o cinturones para la espalda, no serían recomendables para aquellas personas que manipulan cargas grandes, ya que está demostrado que no reducen el riesgo de lesión. No obstante, si uno se siente más seguro utilizándolos, adelante. Eso sí, debemos procurar que, el resto del tiempo fuera de ese trabajo o actividad, el cuerpo pueda moverse con libertad. En cambio, si lo mantenemos bloqueado muchas horas al día, acabará por debilitarse y, por ende, generando lesiones.

Un estudio prospectivo de los cinturones de espalda para la prevención del dolor y las lesiones de esta zona, dirigido por doctor James T. Wassell, concluyó lo siguiente: «En el estudio realizado para entender cómo los cinturones para la espalda pueden influir en la salud de las personas que trabajan manipulando cargas, se observa que los entornos de trabajo principalmente son nuevas tiendas en diferentes lugares. También se habló con los trabajadores para saber qué piensan y para tener más criterios que puedan influir en esta investigación. Nos hemos enfocado en dos cosas: cuántas personas sienten dolor en la espalda y cuántas personas necesitan ayuda médica porque se lastimaron la espalda mientras levantaban cosas pesadas. También tuvimos en cuenta cosas que podrían hacer que estas situaciones sean más probables, como si alguien ya se lastimó la espalda antes o cuánto levantan cosas regularmente. Ni el uso frecuente del cinturón para la espalda ni una política de la tienda que requería el uso del cinturón se asociaron con una incidencia reducida de reclamos por lesiones en la espalda o dolor lumbar».

Con todo, después de realizar el tratamiento, de recuperar la mecánica de la lesión y de calmar el dolor, ¿hay alguna posibilidad de recaídas? Rotundamente sí. Si volvemos al estilo de vida previo al tratamiento, dominado por el sedentarismo, lógicamente con el paso del tiempo se pueden volver a generar las mismas alteraciones mecánicas y, por tanto, reproducir tanto la lesión como la sintomatología. Así, si nuestro día a día es lo que ha llegado a desencadenar este tipo de lesiones y síntomas, tenemos dos opciones: o cambiamos este día a día en un 90 por ciento (cambio postural de forma equilibrada, ausencia de estrés, buena alimentación, descanso adecuado, pasar tiempo al aire libre...) o integramos los cambios logrados y los mantenemos.

En otra publicación interesante, en este caso en *BioMed Research International*, se estudió el vínculo entre el estilo de vida y el dolor de espalda de una comunidad médica en Polonia. Me resultó curioso que el estudio concluyese con lo siguiente: «Una gran proporción (más del 40 por ciento) del dolor lumbar inespecífico recurrente es un problema de salud importante en las profesiones de enfermería y paramédica. Un estilo de vida sedentario aumentó significativamente la incidencia de dolor lumbar recurrente, mientras que el aumento de la actividad física tuvo un efecto significativo en la aparición de dolor lumbar crónico. Dentro del grupo de personas que llevan un estilo de vida sedentario, se encontró un efecto significativo de los componentes del síndrome metabólico, así como del consumo excesivo de café, sobre la mayor probabilidad de dolor lumbar inespecífico. Este hallazgo respaldaría las sugerencias anteriores de reconocer estas enfermedades como factores predictivos *novedosos* del dolor lumbar inespecífico. Los resultados de nuestro estudio respaldan la idoneidad de los programas preventivos dirigidos a las llamadas *enfermedades de la riqueza* entre los profesionales médicos, incluidas las medidas educativas para prevenir el dolor lumbar recurrente y crónico (con un énfasis especial en la importancia de la actividad física recreativa). Dejar de fumar, mantener una masa corporal saludable e instrucción en la higiene biomecánica de la columna».

Además, me llamaron especialmente la atención dos partes: la población del estudio, íntegramente sanitaria, y la cita textual «se encontró un efecto significativo de los componentes del síndrome metabólico». Hoy en día mucha gente presenta componentes metabólicos a los que apenas les da importancia, bien porque están medicados o porque conviven con ellos durante mucho tiempo, y aún no los ha matado. Si llevo diez años con hipertensión arterial (HTA) y sigo vivo, tampoco será para tanto.

Otro hecho curioso es que, cuando pregunto a pacientes si padecen alguna enfermedad, me responden inicialmente que no, con pasmosa seguridad, pero, al cabo de unos segundos, pueden llegar a añadir con tono despreocupado: «Bueno, tengo la tensión alta y el azúcar por las nubes, pero tomo la pastilla y todo controlado». Es estremecedor, y no son casos aislados, lo escucho cada semana. ¿De verdad consideramos que tener la tensión alta y la glucosa elevada es normal? ¿Creemos en serio que la solución es una pastilla? ¿No será más bien que la sociedad consumista, o la industria que se beneficia de ello, nos ha comido el tarro? ¿No será que nos han enseñado que no hace falta tomar medidas contra un mal si un medicamento a un módico precio lo soluciona? Adoptar hábitos saludables no debería ser nunca la última opción.

Asimismo, aprovecho que en una cita anterior ha aparecido el concepto de *síndrome metabólico* para hablar de forma breve y sencilla de él y de algunas de sus características principales. Primero de todo, ¿qué es el síndrome metabólico y cuál sería la forma natural de afrontarlo para no abusar de fármacos?

El síndrome metabólico es un conjunto de condiciones médicas interrelacionadas que aumentan significativamente el riesgo de desarrollar enfermedades cardiovasculares, diabetes tipo 2 y otros problemas de salud. En cuanto a sus componentes principales, primero está la obesidad abdominal, que se refiere a la acumulación excesiva de grasa alrededor del abdomen. Por su parte, la resistencia a la insulina ocurre cuando las células del cuerpo no responden adecuadamente a la insulina, lo que puede llevar a niveles elevados de azúcar en la sangre. La hipertensión arterial se produce cuando la presión arterial está alta y ejerce presión adicional sobre las arterias y el corazón. Por otro lado, los niveles elevados de azúcar en la sangre indican que la glucosa en ayunas es más alta de lo normal, mientras que los niveles elevados de triglicéridos son un tipo de grasa poco saludable acumulada en el cuerpo. Por último, los niveles bajos de colesterol HDL, conocido como *colesterol bueno*, dificultan la eliminación del exceso de colesterol de la sangre.

Cabe señalar también que las causas subyacentes del síndrome metabólico están relacionadas con factores genéticos y con el estilo de vida, por ejemplo, por mantener una dieta poco saludable, por la falta de ejercicio y por obesidad. Por tanto, se trata de un problema de salud importante globalmente que ha crecido los últimos años debido al aumento de la obesidad y el sedentarismo.

Para ello, el diagnóstico se realiza mediante la identificación de varios de estos factores de riesgo en un individuo y la solución implica realizar cambios en el estilo de vida: seguir una dieta saludable, llevar a cabo actividad física regular, perder peso si es necesario, reducir los niveles de estrés y mejorar la calidad del descanso para potenciar la acción reparadora del cuerpo. La prevención y el control del síndrome metabólico son esenciales para reducir el riesgo de enfermedades metabólicas y crónicas de mayor gravedad, como puede ser el cáncer. En definitiva, cada vez más concluimos que es muy importante no sólo moverse, sino también abordar el problema mecánico desde un punto de vista multidisciplinar.

9.8. ¿Puedo seguir acudiendo a mi fisioterapeuta, osteópata o quiropráctico para que me mantengan lo ganado?

Lógicamente, sí, pero lo ideal es que recurramos a nuestro especialista de confianza para que nos ayude a mantener la musculatura relajada y sin cargas musculares. Así, evitaremos tensiones y podremos continuar cultivando el cuerpo sin que aparezcan molestias por sobrecarga muscular.

Ahora bien, mantener lo ganado hasta ahora mediante el trabajo de un especialista es un error, además de que es imposible que un profesional pueda mantener tus niveles de fuerza mientras te tumbas en una camilla. Otorgar esta responsabilidad a un tercero nunca sale bien o, al menos, no es sostenible a largo plazo, ni mucho menos práctico. Debemos recordar que el principal responsable de nuestro bienestar es uno mismo, y lo conseguiremos con nuestro sacrificio y esfuerzo.

Por consiguiente, si queremos mantener lo ganado, debemos seguir tomando acción, en lugar de esperar tumbados a que otro arregle lo que cada día nosotros vamos estropeando. Debemos continuar trabajando el cuerpo hasta llegar a un nivel adecuado para nuestra vida, entrenar nuestra musculatura para que aguante las malas posiciones de descanso y las repetitivas del trabajo, o buscar tiempo para cuidarnos como deberíamos. Con pequeñas píldoras de ejercicio diario, de treinta o cuarenta minutos, conseguiremos mejores resultados y bienestar que haciendo un poco de ejercicio de forma ocasional.

También sería ideal acudir esporádicamente al especialista de confianza, por ejemplo, tres o cuatro sesiones al año, para relajar musculatura o incluso para seguir evolucionando en el tratamiento y subir el nivel de refuerzo de las estructuras. Igualmente, el trabajo físico debería ser diario y convertirse en un hábito, del mismo modo que comemos o nos cepillamos los dientes. Nuestra salud no entiende de frío o calor, lluvia o viento, sábados, domingos o vacaciones de verano. Nuestra salud sólo conoce lo que le damos a nuestro cuerpo: la alimentación, el descanso, el ejercicio físico saludable, el consumo de tóxicos, etcétera. Por tanto, si tienes una lesión de espalda y acudes una o dos veces al mes a una consulta de fisioterapia, o ingieres antiinflamatorios de forma habitual, tendrás que asumir que algo no estás haciendo bien. Quizá debas plantearte modificar tu estilo de vida y, después de todo lo que has aprendido hasta aquí, no tienes excusa. Tienes acceso a muchas opciones para empezar a cambiar tu vida y tomar las riendas de tu salud.

9.9. ¿ESTOS PRINCIPIOS ÚNICAMENTE SIRVEN PARA TRATAR LESIONES DE COLUMNA VERTEBRAL?

Estos principios se pueden aplicar a prácticamente todas las lesiones relacionadas con el sistema musculoesquelético. Evidentemente, ante todo hay que valorar cada caso y lesión para saber cuál sería la opción conveniente. Este libro te ha ofrecido mucho contenido y te ha planteado multitud de posibilidades para mejorar cualquier lesión mecánica que sufras. Sin embargo, recuerda que hay aspectos que son puramente profesionales y que necesitarás un soporte sanitario para guiarte. Por tanto, fíjate en los que únicamente dependen de ti.

Vamos a relatar un caso para ejemplificar todo lo que está en nuestras manos. Si una persona de edad avanzada sufre una artrosis de rodilla severa que apenas le permite caminar, aunque no conozca al mejor fisioterapeuta o médico del mundo, sólo con lo que ha leído en estas páginas ya podría reducir la ingesta de hidratos de carbono, aunque solamente sean azúcares y harinas, puesto que tienen un efecto inflamatorio importante sobre el organismo. También podría hacer bicicleta estática en su domicilio, o en un gimnasio por poco dinero al mes; y sentarse todos los días un rato en un banco a tomar el sol. Además, podría beber una cantidad importante de agua con los electrolitos adecuados de forma diaria para facilitar la hidratación; adaptar los biorritmos al horario más beneficioso para favorecer el sistema de recuperación del organismo; irse a dormir sobre las once de la noche y levantarse temprano, sobre las siete de la mañana; dejar las pantallas o utilizar gafas de bloqueo de luz azul las horas antes de dormir; cambiar la luz eléctrica por velas las últimas horas del día para favorecer el descanso corporal y que su recuperación sea más rápida, etcétera.

Todos estos hábitos y acciones están al alcance de cualquiera; muchos son gratis, y otros valen poco dinero; pero todos están cargados de una alta dosis de constancia, disciplina, sacrificio, esfuerzo y compromiso. En consecuencia, tendrás que ser menos social, llevar tus propios horarios, seguir tu dieta alimentaria específica y no beber alcohol ni fumar. ¿Pensaste que sería más fácil? ¿Acaso en la vida conseguir algo bueno es fácil? El estilo de vida actual está diseñado contra natura y nos acabará llevando a un desequilibrio global de los diferentes sistemas de nuestro cuerpo. Reconducirlo sólo depende de ti.

10

Tratamientos básicos para iniciar la recuperación de lesiones de tu columna vertebral

En este último capítulo, con el conocimiento que has adquirido a lo largo del libro, voy a poner en tus manos la herramienta que te permitirá iniciar el trabajo hacia tu curación, hacia la mejora del dolor que te atormenta día a día. Voy a compartir unas sesiones iniciales básicas para tu lesión de espalda lumbar, dorsal y cervical. También ten en cuenta que si presentas lesiones severas esto sólo será el inicio, ya que es posible que para avanzar necesites ayuda extra.

Así pues, te voy a facilitar sesiones, escritas, con imágenes y en vídeo, para que veas cómo realizo yo mismo los ejercicios y cómo se los explico a los pacientes con los que trabajo. Espero que te sirva, a ti y a muchos, para abrir la mente acerca de un sistema de recuperación que devuelve al cuerpo el movimiento y ofrece el cuidado de nuestros sistemas corporales. Además de mostrar las sesiones para recuperar tu sistema mecánico, incidiré en algunos consejos concretos que te ayudarán a mejorar más y mejor.

Realizar todos los ejercicios de las sesiones depende de tu compromiso contigo mismo y con tu lesión. Cuanto más sumes, antes te encontrarás mejor y menos te costará conseguirlo. Para ello, debes sacrificar cosas, pero te aseguro que muchas de ellas no las necesitas, y te darás cuenta si reflexionas un poco.

Primero, comenzaremos con la parte práctica de las sesiones de las diferentes zonas de la espalda. Seguidamente, te dejo las instrucciones para poder visualizar los vídeos que acompañan a los ejercicios:

- Descarga la app «Alienta RA». Puedes buscarla en Google Play/App Store.
- Una vez instalada, entra en la app y escanea el código de barras de tu ejemplar. Espera a que descargue el contenido en tu teléfono (este proceso sólo se realiza una vez).
- Enfoca las imágenes que hay a continuación para ver los vídeos con realidad aumentada. Intenta hacerlo en una estancia bien iluminada, preferiblemente con luz natural.

Además, a modo de regalo por comprar el libro, si estás embarazada o si quieres estarlo en algún momento de tu vida, te dejo un vídeo que te ofrecerá recomendaciones generales para embarazadas con estas dolencias.

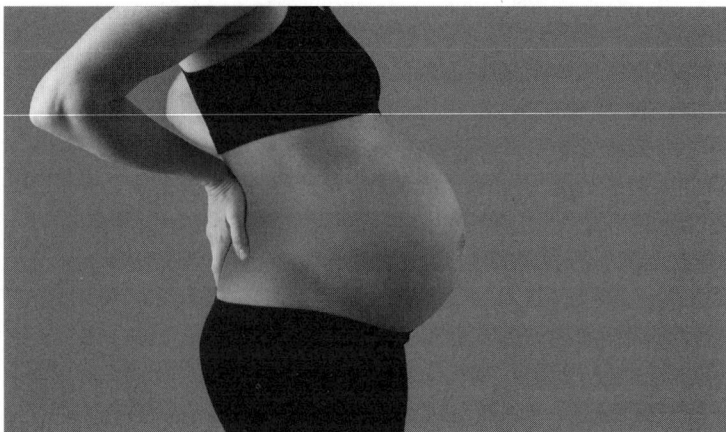

Fuente: © Megan Betteridge / Shutterstock.

10.1. Listado de técnicas compensatorias

En este apartado encontrarás las diferentes técnicas necesarias para cada fase del tratamiento. Cada una de ellas está explicada en detalle mediante vídeos que te guiarán paso a paso, asegurando que realices correctamente cada movimiento para maximizar los resultados de tu recuperación.

10.1.1. Técnicas de la fase de descompresión

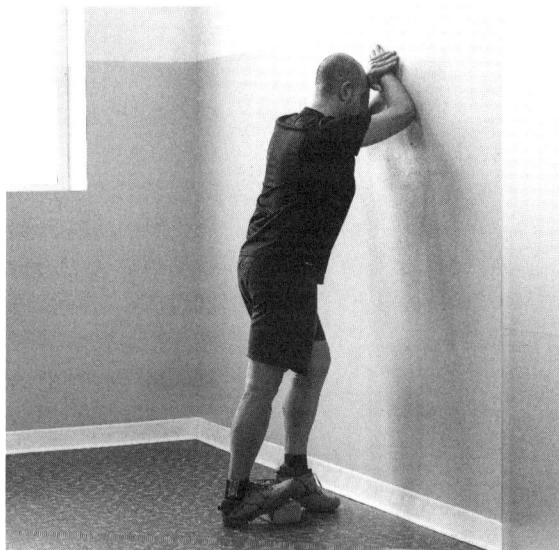

Gemelo

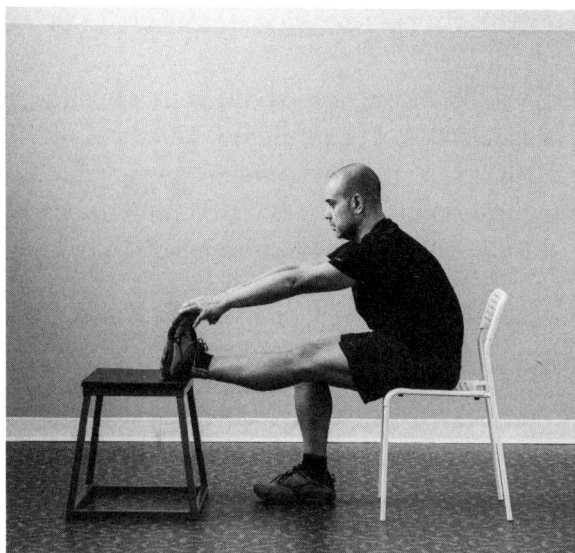

Isquiotibial

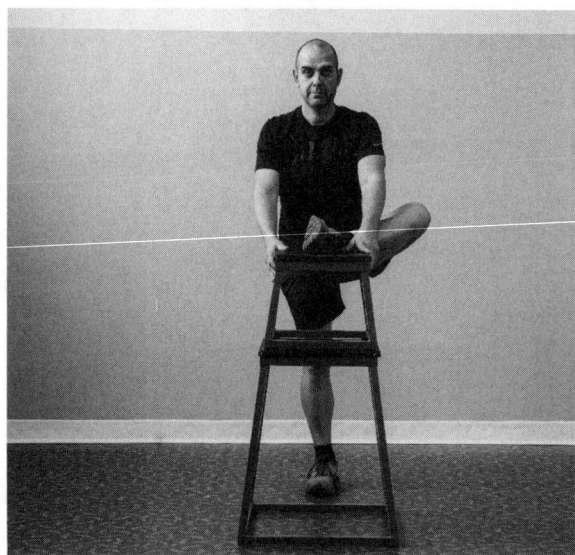

Piramidal

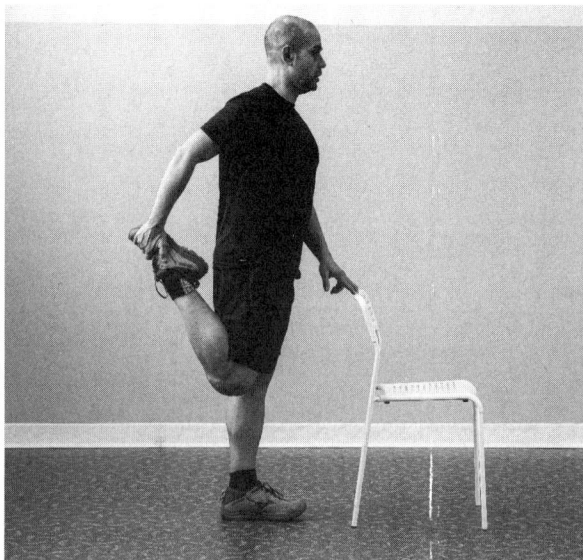

Cuádriceps

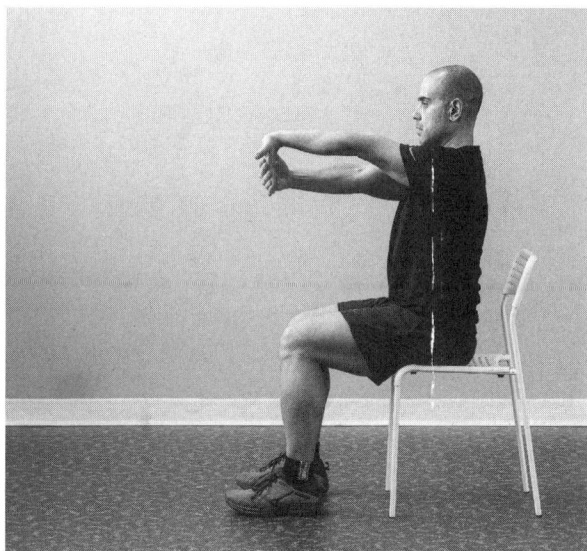

Flexores de muñeca

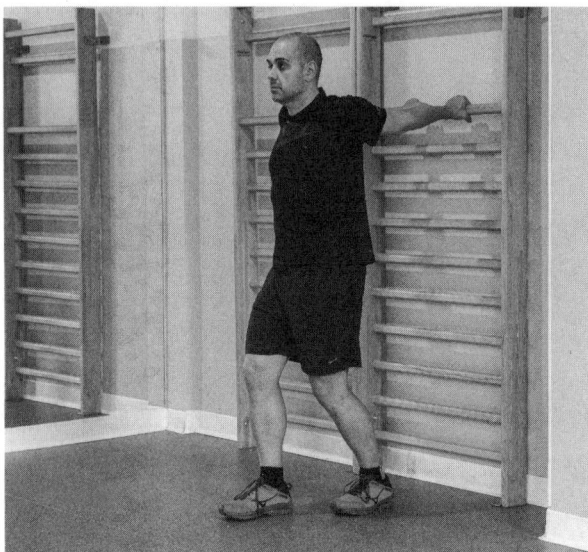

Bíceps en barra

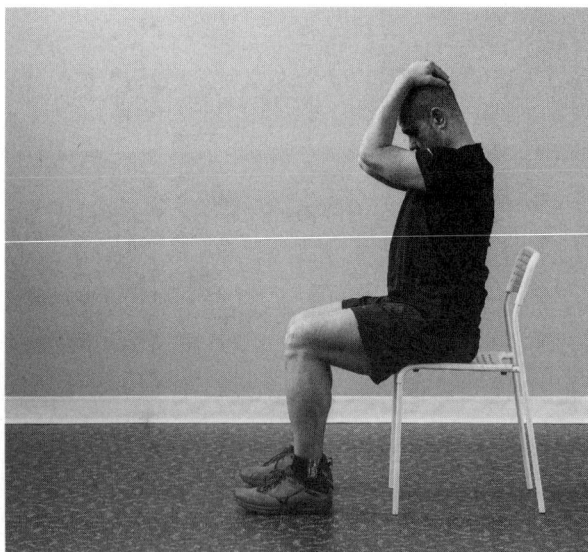

Flexión cervical

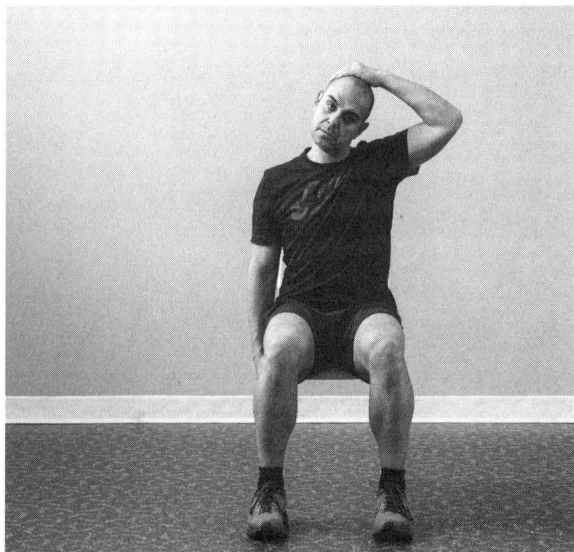

Lateroflexión cervical

10.1.2. Técnicas de la fase de estabilización

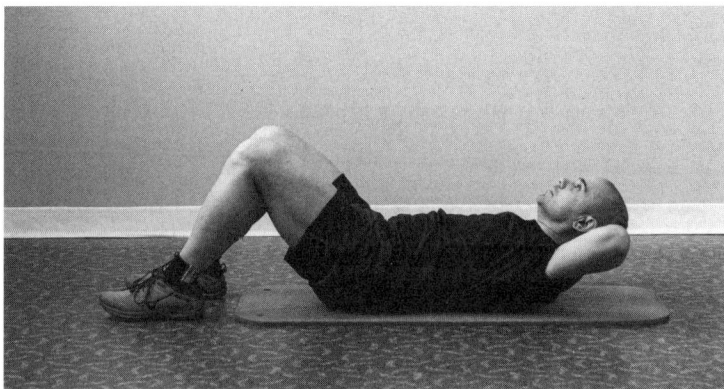

Potenciación abdominal (activación abdominal)

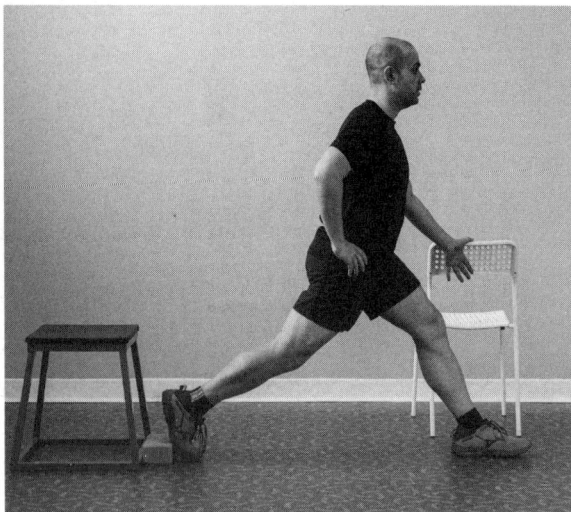

Potenciación de la pierna

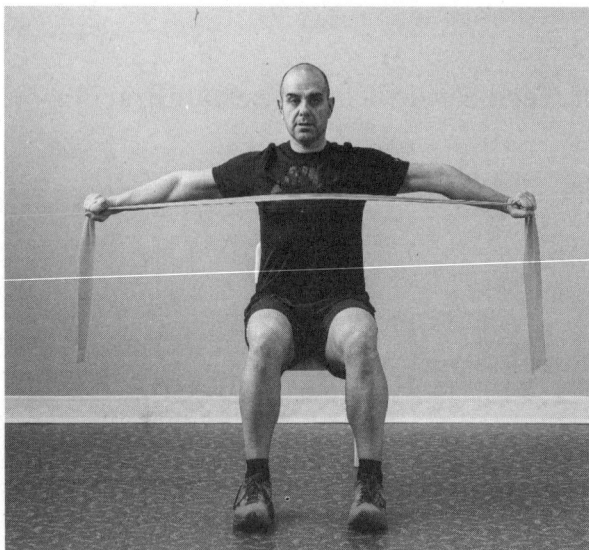

Potenciación dorsal con goma

10.2. LESIONES DE ESPALDA LUMBAR

10.2.1. Principios de aplicación

Primero, debes valorar si tienes dolor lumbar con afectación hacia una pierna u otra o, por el contrario, un dolor lumbar localizado en la espalda lumbar sin irradiación a piernas. En función de este dolor, deberás trabajar más una parte u otra del cuerpo. Además, si tu dolor irradia hacia la pierna derecha, por ejemplo, deberás hacer el doble de ejercicios del lado derecho que del izquierdo. Ahora bien, si no te afecta a ninguna de las dos piernas, el criterio cambia y deberás realizar el ejercicio con ambas piernas. Entonces, verás con qué pierna te cuesta más y deberás realizar el doble de repeticiones con ella que con la contraria.

Para clarificarlo, voy a poner dos ejemplos, uno para cada caso, y también indicaré las repeticiones reales que debes realizar. Cada ejercicio tendrá una duración de noventa segundos y, entre una repetición y la siguiente te recomiendo que te muevas un poco, por ejemplo, que camines, entre treinta y sesenta segundos.

10.2.2. Fase 1. Descompresión

Ejemplo 1. Dolor lumbar irradiado a la pierna derecha

- Gemelo derecho × 4 repeticiones
- Gemelo izquierdo × 2 repeticiones
- Isquiotibial derecho × 4 repeticiones
- Isquiotibial izquierdo × 2 repeticiones
- Piramidal derecho × 4 repeticiones
- Piramidal izquierdo × 2 repeticiones
- Cuádriceps derecho × 4 repeticiones
- Cuádriceps izquierdo × 2 repeticiones

En cambio, si el dolor estuviese irradiado a la pierna izquierda, tendrías que cambiar el orden de ejecución, predominando un mayor número de repeticiones con la pierna izquierda.

Ejemplo 2. Dolor lumbar sin irradiación con mayor dificultad para ejecutar con la pierna izquierda

- Gemelo derecho × 2 repeticiones
- Gemelo izquierdo × 4 repeticiones
- Isquiotibial derecho × 2 repeticiones
- Isquiotibial izquierdo × 4 repeticiones
- Piramidal derecho × 2 repeticiones
- Piramidal izquierdo × 4 repeticiones
- Cuádriceps derecho × 2 repeticiones
- Cuádriceps izquierdo × 4 repeticiones

En el caso de que tu dolor no se irradie a ninguna de las piernas, y tengas más dificultad o molestias con la pierna derecha al realizar las ejecuciones, deberías hacer más repeticiones con la pierna derecha en lugar de con la izquierda, como te indico en el ejemplo.

10.2.3. Fase 2. Estabilización

Potenciación inicial

- Potenciación abdominal (activación abdominal) × Evalúa tu nivel de repeticiones
- Potenciación de piernas × Evalúa tu nivel de repeticiones con cada pierna

Procedimiento

Te recomiendo no iniciar esta segunda fase hasta que no desaparezca tu dolor o sientas molestias muy leves y casi inapreciables, porque si continúas sufriendo dolor significa que la fase anterior de descompresión no se ha completado, bien porque aún debes seguir trabajando o bien porque necesitas algo más de ayuda de la que recoge esta sesión básica.

Como ya he dicho en más ocasiones, ten en cuenta que en salud no existen recetas mágicas, ni todos los cuerpos, ni todas las lesiones ni todas las vidas son iguales. En cambio, si te precipitas, te darás cuenta rápido porque tu dolor se incrementará nuevamente. Así, debes tener precaución y actuar con seguridad, además de llevar al menos unos ocho o diez días sin dolor de forma continuada.

Por este motivo, nunca me oirás hablar de tratamientos totalmente protocolarizados. El contenido de estas páginas es básico; si llevas a cabo mis recomendaciones y no tienes lesiones, puede ser suficiente y que mejores. Sin embargo, si padeces lesiones necesitarás más ayuda profesional para enfocar tu caso correctamente.

Asimismo, es importante que el primer día que realices cada uno de estos ejercicios, pruebes cuántas repeticiones eres capaz de conseguir con una correcta ejecución, para saber desde qué nivel partes. Como te he indicado en el capítulo de la potenciación, te recomiendo trabajar a nivel de fuerza resistencia, por ejemplo, una sola serie cada día, pero al máximo de repeticiones. Una vez que tengas hecho el test inicial, es conveniente que incrementes cada semana entre tres y cinco repeticiones más hasta conseguir tu objetivo.

A continuación, tienes una orientación de cuáles serían los objetivos en función del tipo de persona.

- **Personas sedentarias**: son aquellas que tienen trabajos sedentarios y que no realizan ejercicio de intensidad diariamente o, como mucho, que caminan entre treinta minutos y una hora al día, o hacen veinte minutos de bicicleta estática. Al no exponer su cuerpo diariamente a cargas importantes, deberían alcanzar y mantener unos niveles de repeticiones de estos ejercicios de fuerza en torno a 45-50 repeticiones cada día de entrenamiento, y en una sola serie por ejercicio, es decir, todas seguidas.
- **Personas activas**: tienen trabajos más físicos, como los del campo, la construcción o la hostelería, en la cual pasan muchas horas de pie. En este grupo entrarían también aquellas personas que realizan una práctica de ejercicio de entre tres y cinco días por semana, con actividades y deportes como correr, pádel, nadar, ciclismo, pesas, etcétera. Mi recomendación es alcanzar y mantener unos niveles de entre 65-70 repeticiones en cada ejercicio de fuerza, en una sola serie cada uno.
- **Personas muy activas o deportistas semiprofesionales**: tienen un trabajo en el que manipulan muchísimas cargas durante prácticamente todo el día, o practican una actividad física orientada al rendimiento y con una carga de entrenamiento elevado. Para este grupo, las repeticiones en una serie de cada ejercicio serían entre 90-95 repeticiones, con el fin de reforzar muy bien las estructuras para que soporten las cargas y su cuerpo no claudique ante ese sometimiento a esfuerzos a diario.

Inicialmente, mi recomendación es trabajar todos los días de la semana hasta reparar el problema mecánico, conseguir eliminar el dolor y reforzar las estructuras para evitar recaídas. ¿Te parece mucho? Esto es porque tu dolor te preocupa o te incapacita poco. ¿Crees que la salud entiende de fines de semana o festivos? La salud hay que cuidarla cada día, aunque llueva, truene o haga cuarenta grados a la sombra. Esto es la disciplina y el compromiso con el objetivo. Si, por ejemplo, te saltas los ejercicios los fines de semana, conseguirás mejorar, pero tardarás más en llegar al objetivo que quien pelea cada día.

Los criterios de estas explicaciones sobre lesiones de la columna lumbar son totalmente extrapolables, tanto si la lesión es cervical como dorsal. Debes trabajar con los mismos criterios de aplicación y repeticiones, modificando únicamente el contenido de las sesiones. Ahora bien, como es lógico, los ejercicios para otras zonas de la columna son diferentes. A continuación, detallaré el contenido de las sesiones para lesiones en la espalda cervical y dorsal.

10.3. Lesiones de espalda cervical

En el caso de que padezcas lesión o dolor en la columna cervical, deberás tener en cuenta los mismos criterios y principios explicados en las lesiones de columna lumbar, simplemente fijándote en los brazos en lugar de las piernas, es decir, el dolor irradiado a brazos, o la dificultad o más molestia al realizar el ejercicio con un brazo que con otro si no existe dolor irradiado. Igualmente, te proporciono ejemplos para que te orientes más fácilmente a la hora de seleccionar tu caso.

10.3.1. Fase 1. Descompresión

Ejemplo 1. Dolor cervical irradiado al brazo derecho

- Flexores muñeca derecha × 4 repeticiones
- Flexores muñeca izquierda × 2 repeticiones
- Bíceps en barra × 4 repeticiones (se realiza con ambos brazos a la vez)

- Flexión cervical × 2 repeticiones
- Lateroflexión cervical derecha × 4 repeticiones
- Lateroflexión cervical izquierda × 2 repeticiones
- Isquiotibial derecho × 4 repeticiones
- Isquiotibial izquierdo × 2 repeticiones

Si el dolor estuviese irradiado al brazo izquierdo, tendrías que cambiar el orden de ejecución, así como hacer un mayor número de repeticiones con el brazo izquierdo.

Ejemplo 2. Dolor cervical sin irradiación con mayor dificultad para ejecutar con el brazo izquierdo

- Flexores muñeca derecha × 2 repeticiones
- Flexores muñeca izquierda × 4 repeticiones
- Bíceps en barra × 4 repeticiones (se realiza con ambos brazos a la vez)
- Flexión cervical × 2 repeticiones
- Lateroflexión cervical derecha × 2 repeticiones
- Lateroflexión cervical izquierda × 4 repeticiones
- Isquiotibial derecho × 2 repeticiones
- Isquiotibial izquierdo × 4 repeticiones

10.3.2. Fase 2. Estabilización

Potenciación inicial

Como te he indicado en las lesiones de columna lumbar, no te recomiendo iniciar esta fase hasta que el dolor haya desaparecido o se encuentre en unos niveles mínimos. Si te precipitas puedes sufrir una regresión e incrementar el dolor nuevamente.

- Potenciación abdominal (activación abdominal) × Evalúa tu nivel de repeticiones
- Potenciación dorsal con goma × Evalúa tu nivel de repeticiones con cada pierna

Respecto a la forma de trabajar esta fase de potenciación, anteriormente hemos descrito los criterios para identificar qué tipo de persona eres, en lo que a actividad y exigencia física se refiere, y cómo tienes que organizar tu tratamiento llegado a este punto.

10.4. LESIONES DE ESPALDA DORSAL

En el caso de que tu dolor se encuentre en la zona dorsal, ahora te explicaré qué debes hacer para mejorarlo. Como ya sabes, esto es una dosis de información pequeña y general, que te permitirá sanar el dolor de esa zona. Unas páginas más adelante, tienes unos principios generales que se basan en cómo me plantearía tu tratamiento para hacer un abordaje lo más completo posible. Así pues, a continuación, te detallo ejercicios para tu espalda dorsal. Ten en cuenta que la espalda dorsal está en medio de la columna lumbar y cervical, por tanto, el abordaje es un mix, ya que puede estar afectada por ambas zonas, o ella misma puede influir tanto en la zona lumbar como cervical.

10.4.1. Fase 1. Descompresión

Ejemplo 1. Dolor dorsal irradiado al costado derecho

- Flexores muñeca derecha × 4 repeticiones
- Flexores muñeca izquierda × 2 repeticiones

- Bíceps en barra × 4 repeticiones (se realiza con ambos brazos a la vez)
- Lateroflexión Cervical derecha × 4 repeticiones
- Lateroflexión Cervical izquierda × 2 repeticiones
- Piramidal derecho × 4 repeticiones
- Piramidal izquierdo × 2 repeticiones
- Isquiotibial derecho × 4 repeticiones
- Isquiotibial izquierdo × 2 repeticiones

Si el dolor estuviese irradiado al costado izquierdo, tendrías que cambiar el orden de ejecución, así como hacer un mayor número de repeticiones con el lado izquierdo.

Ejemplo 2. Dolor dorsal sin irradiación con mayor dificultad para ejecutar con el lado izquierdo

- Flexores muñeca derecha × 2 repeticiones
- Flexores muñeca izquierda × 4 repeticiones
- Bíceps en barra × 4 repeticiones (se realiza con ambos brazos a la vez)
- Lateroflexión Cervical derecha × 2 repeticiones
- Lateroflexión Cervical izquierda × 4 repeticiones
- Piramidal derecho × 2 repeticiones
- Piramidal izquierdo × 4 repeticiones
- Isquiotibial derecho × 2 repeticiones
- Isquiotibial izquierdo × 4 repeticiones

10.4.2. Fase 2. Estabilización

Potenciación inicial

Como ya he comentado en los tratamientos anteriores, personalmente soy partidario de no comenzar la fase de potenciación hasta que no hayas logrado la analgesia o los dolores sean molestias mínimas, aunque tengas ansia de fortalecer.

En este sentido, me viene a la mente Juanjo, un paciente comprometido y una gran persona, que lleva varias semanas, o incluso un mes, pidiéndome que le deje hacer trabajo de fuerza. En su trabajo se somete a cargas y malas posturas constantemente y, tras algunos meses de tratamiento, está mejor, pero continúa con dolor. En su caso, la lesión es en la zona lumbar, pero sus rodillas, las cuales sobrecarga mucho, no funcionan bien y le están provocando bloqueos en zonas más superiores como la cadera y la lumbar. Un día, me escribió un mensaje a través de la app que utilizo para trabajar con mis pacientes, porque se había autoprescrito en su tratamiento unas series de trabajo de fuerza de piernas, sin mi autorización. Me decía lo siguiente: «Hola, Juanma. Ayer, después de trabajar el gemelo, hice potenciación de piernas y el dolor se incrementó un poco». A veces, también es necesario que el paciente pruebe por su cuenta, para que compruebe que lo que le digo es cierto y aprenda.

A continuación, encontrarás el contenido básico de la fase de potenciación de la columna dorsal para que continúes trabajando para alcanzar tu curación de espalda.

- Potenciación abdominal (activación abdominal) × Evalúa tu nivel de repeticiones
- Potenciación dorsal con goma × Evalúa tu nivel de repeticiones con cada pierna

Descarga de responsabilidad

Las recomendaciones incluidas en este documento son de carácter general y no constituyen un tratamiento específico, ya que no tengo conocimiento directo de cada caso particular. Por este motivo, si padeces lesiones o experimentas un aumento de tus molestias tras seguir estas indicaciones durante varias semanas, te recomiendo que realices este método de recuperación bajo la supervisión de un profesional cualificado. Sólo un especialista podrá adaptar el tratamiento a tus necesidades específicas, teniendo en cuenta tanto tu lesión como las particularidades de tu estilo de vida. La personalización y el seguimiento adecuado son fundamentales para garantizar la seguridad y efectividad del proceso.

10.5. PRINCIPIOS BÁSICOS DE APLICACIÓN DE TRATAMIENTOS

Seguramente, muchos de los lectores de este libro intentaréis aplicaros estos tratamientos básicos para probar si mejoráis. Incluso algunos pensaréis: ¡Después de leer el libro, ver los vídeos y hacer los ejercicios un día en casa, se me habrá curado mi lesión! Si vas con esta idea, es mejor que no empieces, porque no va a funcionar; la mayoría de las personas que utilizan mi sistema de recuperación comienzan a notar sus beneficios tras tres o cuatro semanas, sin fallar ni un solo día y sin poner excusas. Por tanto, si no realizas bien los ejercicios, si te equivocas al elegirlos, si los haces sólo un día... habrás perdido el tiempo.

El cuerpo humano, como las lesiones, son sistemas complejos que no entienden de matemáticas, es decir, los resultados no son exactos ni precisos. Por esto, este libro no es una biblia milagrosa para todos ni para todas las lesiones de la columna vertebral, y menos si no está supervisada por un profesional de la salud que sepa tratarte y guiarte hasta la curación de tu lesión. En estas páginas, he intentado plasmar todo el contenido posible para empoderarte, así como las sesiones básicas para abrirte los ojos y hacerte ver que existen herramientas muy potentes que, aunque supongan una inversión en tiempo y dinero inicialmente, pueden ser una solución definitiva a tus problemas de espalda. A largo plazo, es una forma de ahorrarte tiempo, dinero y, sobre todo, sufrimiento.

Asimismo, recuerda que «lo importante no es hacer mucho, es hacerlo bien», como aseguraba el maestro zen, Phil Jackson, entrenador de Chicago Bulls y Los Angeles Lakers, toda una institución en el mundo del baloncesto, que aplicaba herramientas de crecimiento personal a sus jugadores para aumentar su rendimiento.

Por otro lado, mi recomendación es que, si padeces una lesión lumbar, sigas el tratamiento indicado para esa zona y, por el contrario, si tu lesión es dorsal o cervical, empieces primero por el trabajo de la parte lumbar y, a medida que vayas viendo resultados, evoluciones hacia tu zona de lesión, ya sea dorsal o cervical. De esta forma, llevarás a cabo un trabajo mucho más completo y con un orden más lógico. Es cierto que invertirás más tiempo, pero también conseguirás resultados más definitivos y concluyentes.

También reitero mi consejo de no iniciar la fase de potenciación hasta que no hayas sido capaz de controlar tu dolor de forma significativa o erradicarlo totalmente, dependiendo del caso.

Además, es importante centrarte en identificar aquellas posturas que más realizas diariamente y que pueden incidir en incrementar la carga o la sobrecarga de la zona afectada. De este modo, podrás intuir posiciones más dañinas para tu espalda en mayor medida y así podrás seguir el tratamiento más específico.

Respecto a la frecuencia de aplicación del tratamiento, para mí debe ser cada día, es decir, crear un hábito diario, y realizarlo, aunque llueva, truene o salga el sol. En cambio, si no te comprometes y te permites licencias, acabarás abandonando o siendo más flexible y menos constante, por lo que la eficacia bajará.

Por último, debes considerar que, cuando empiezas este tipo de tratamientos, a los cuales tu cuerpo no está acostumbrado, es muy posible que las primeras semanas tus dolores habituales se vean acentuados, debido a la irritación que provoca el hecho de aplicar el tratamiento sobre musculatura patológica. Es una reacción totalmente normal, ya que el tejido se inflama por una agresión externa, los propios ejercicios. Aunque no lo creas, esa inflamación es nuestra aliada y es fundamental para que todos los sistemas del cuerpo aporten su parte, en mayor o menor medida, para resolver el cuadro de inflamación provocado. Por esto, debes continuar trabajando cada día, excepto que los dolores ya sean tan potentes que te incapaciten. Si es así, es necesario modular la dosis y, para ello, tienes dos opciones. Si tienes identificado el ejercicio o ejercicios que te irritan, aplica el tratamiento un día sí, un día no. Si por el contrario no lo sabes, trabaja un día y descansa el siguiente. Sigue este método hasta que vayas tolerando mejor la dosis y puedas llevar a cabo el trabajo pautado cada día.

También es normal que te surjan dudas sobre si lo estás haciendo bien o mal, en este caso, recurre a un profesional que pueda asesorarte cómo continuar el proceso. Ten en cuenta que, sin analizar concretamente a cada paciente, es muy complicado pautar cómo adaptar la herramienta del tratamiento a cada caso particular.

Agradecimientos

Nuestra recompensa se encuentra en el esfuerzo y no en el resultado. Un esfuerzo total es una victoria completa.

MAHATMA GANDHI,
pensador y líder pacifista

Llegados a este punto, sólo me queda agradecer al lector haberme permitido acompañarle en este viaje para proporcionarle conocimiento y mejorar su salud. La información es poder y por eso me he animado a plasmar mi experiencia en estas páginas, deseando que aquellas personas que no sólo albergan dolor, sino dudas, puedan encontrar una salida a ambas cosas, así como conocerse mejor a sí mismas y aprender sobre las amplias opciones que se abren ante ellas. No existen los milagros, pero nuestra determinación, esfuerzo y constancia sí tiene el grandísimo poder de lograr el cambio mágico.

Asimismo, gracias a todos los compañeros y pacientes que me han permitido, a lo largo de más de veinte años, perfeccionar mi humanidad y profesionalidad, buscando siempre ofrecer las mejores soluciones y acompañamiento posible. Gracias a la ciencia de la salud y la infinidad de investigaciones que hoy siguen publicándose para ayudarnos a todos a cambiar el chip, los hábitos y la conciencia. En un mundo rápido, donde todo gira en torno a la comodidad, se hace imprescindible alzar la voz sobre nuestras propias capacidades. Dependamos primero de nosotros mismos, de nuestro cuidado y de las ganas de conocer lo que nos sienta mejor.

También quería agradecer a aquellos profesionales que me han ayudado a dar forma a este libro. Nunca se me olvida que no soy escritor, sino que más bien no tengo ni idea de escribir un libro, pero gracias a ellos esto se parece más a un manuscrito que a un puñado de ideas que atormentan mi cabeza. Aunque no voy a nombraros, me gustaría dedicar una pequeña frase a cada uno de vosotros y, seguramente, si algún día este libro ve la luz, sabréis perfectamente a quién me refiero. En primer lugar, cuando inicié esta aventura, ella me orientó sobre los pasos que debía seguir, además de realizar la primera corrección de estas páginas. Después, quería mejorarlo y contacté con él, que me revolvió la obra entera y me orientó sobre cuál sería la mejor manera de elaborarla, para aumentar las posibilidades de publicación y además llegar más directamente al lector. Reescribí mucho, pero no sabes cómo te lo agradezco, porque me ha servido para aprender más sobre escritura y sobre cómo expresar mis ideas técnicas. Por último, gracias también a ti, la encargada de plasmar en imágenes sencillas y claras los conceptos que quería aportar a lectores no profesionales. Muchos de estos conceptos a la mayoría de la gente le suenan a chino, pero, desde mi punto de vista, las ilustraciones han conseguido el objetivo de transmitiros justo lo que quería.

Por último, quería dar las gracias a aquellos que han estado cerca aguantándome cuando les hablaba de lo feliz que me hacía escribir mi libro. Más de uno pensabais que era una más de esas ideas díscolas que me pasan habitualmente por la cabeza; pues aquí está.

Además, lo mejor de todo es que sigo trabajando y aprendiendo y, con un poco de suerte, seguiré aportando mi granito de arena en este campo que tan feliz me hace. Deseo que este libro pueda servir a muchos lectores de guía de conocimiento sobre salud, y que suponga un antes y un después en la recuperación de vuestras lesiones y dolores de espalda.

Bibliografía

Ambrose, Kirsten R.; y Golightly, Yvonne M., «El ejercicio físico como tratamiento no farmacológico del dolor crónico: por qué y cuándo», PT, MS, PhD 1, 2, 3.

Bell, Julie Ann; y Burnett, Angus, «Exercise for the primary, secondary and tertiary prevention of low back pain in the workplace: A systematic review». *J. Occup. Rehabil.*, 19, 1 (2009), pp. 8-24.

Citko, Anna *et al.*, «Sedentary lifestyle and nonspecific low back pain in medical personnel in north-east Poland», *Biomed. Res. Int.*, 2018.

Fares, Mohamad Y. *et al.*, «Low back pain among weightlifting adolescents and young adults», *Cureus*, 12, 7 (2020).

França, Fábio Renovato *et al.*, «Segmental stabilization and muscular strengthening in chronic low back pain: a comparative study», *Clinics* (São Paulo), 65, 10 (2010), pp. 1013-1017.

Grupo de actividad física Salud de la semFYC, «La necesidad de moverse», *Atención primaria*, 30 (2002), pp. 423-423.

Hayden, Jill A. *et al.*, «Exercise therapy for chronic low back pain», *Cochrane Database Syst. Rev.*, 9, 9 (2021).

Kostadinović, S. *et al.*, «Efficacy of the lumbar stabilization and thoracic mobilization exercise program on pain intensity and functional disability reduction in chronic low back pain patients with lumbar radiculopathy: A randomized controlled trial», *J. Back Musculoskelet. Rehabil.*, 33, 6 (2020), pp. 897-907.

Maher, C. G., «Effective physical treatment for chronic low back pain», *Orthop. Clin. North. Am.*, 35, 1 (2004), pp. 57-64.

Pocovi, Natasha C. *et al.*, «Walking, cycling, and swimming for nonspecific low back pain: A systematic review with meta-analysis», *J. Orthop. Sports. Phys. Ther.*, 52, 2 (2022), pp. 85-99.

Sengul, Salik Yesim *et al.*, «Effects of stabilization exercises on disability, pain, and core stability in patients with non-specific low back pain: A randomized controlled trial», *Work*, 70, 1 (2021), pp. 99-107.

Sipaviciene, Saule; y Kliziene, Irina, «Effect of different exercise programs on nonspecific chronic low back pain and disability in people who perform sedentary work», *Clin. Biomech.* (Bristol, Avon), 73 (2020), pp. 17-27.

Suh, Jee Hyun *et al.* «The effect of lumbar stabilization and walking exercises on chronic low back pain: A randomized controlled trial», *Medicine* (Baltimore), 98, 26 (2019).

Taylor, Nicholas F. *et al.*, «Therapeutic exercise in physiotherapy practice is beneficial: a summary of systematic reviews 2002-2005», *Aust. J. Physiother.*, 53, 1 (2007), pp. 7-16.

Vicente-Campos, Davinia *et al.*, «The main role of diaphragm muscle as a mechanism of hypopressive abdominal gymnastics to improve non-specific chronic low back pain: A randomized controlled trial», *J. Clin. Med.*, 10, 21 (2021).

VV. AA., *Harper. Bioquímica ilustrada 30.ª edición*, Mcgraw-hill Interamericana de España S.L. (2023).

Wassell, J. T. *et al.*, «Estudio prospectivo de cinturones de espalda para la prevención del dolor de espalda y lesiones», Zadro, Joshua Robert *et al.* ·

Zadro, Joshua R. *et al.* «Familial factors predicting recovery and maintenance of physical activity in people with low back pain: Insights from a population-based twin study», *Eur. J. Pain*, 23, 2 (2019), pp. 367-377.